あんしん　ナットク　楽しく食べる

お母さんと赤ちゃんの食事

鈴木薫の
おすすめ
レシピ33品
付き

編集　水野克己　水野紀子

へるす出版

序　文

「What you eat is what you are」や「You are what you eat」という表現があります。文字どおり「あなたが食べたものがあなたの身体になっていく」ということです。妊娠中はお母さんが食べたものはお母さん本人だけでなく，おなかの中の赤ちゃんにも影響します。そのため，意識して食べたほうがよいもの，意識して避けたほうがよいもの，と両面からの注意が必要となります。

近年，問題提起されているのは妊娠可能な女性の栄養不足です。おなかの中の赤ちゃんがしっかりと育つためには，そのための栄養が必要になります。お母さんが十分な栄養をとらないと，おなかの中の赤ちゃんは栄養をためこむ“倹約タイプ”となります。“倹約”癖がついている状態で生まれ，十分なミルクや食事を与えられると，栄養をため込んでしまうため，過体重をはじめとする生活習慣病のリスクになります。妊娠を考えている女性は，体重の値にとらわれず，バランスよくしっかりと食事をとることが大切です。

積極的にとりたい栄養素の代表として鉄やビタミンDがあります。妊娠中の鉄欠乏は生まれてくる子どもが低出生体重であったり，喘鳴のリスクとなったりするので，鉄欠乏にならないように注意します。ビタミンDは骨をつくったり，ウイルス感染を防いでくれたりする大切な栄養素です。このビタミンは紫外線にあたることで皮膚でもつくられます。おなかの中の赤ちゃんがしっかりとした骨をつくり，生まれたのちはウイルス感染から守られるように，適度に日光にあたったり，食事から摂取したりして，お母さんがビタミンD欠乏にならないような情報提供が望まれます。

妊婦のサプリメントといえば葉酸がよく知られています。ただし，神経管が閉じるのは妊娠初期ですから，いつまでもサプリメントで葉酸をとり続ける必要はありません。また，お母さんの腸内細菌叢は赤ちゃんの腸内細菌叢にも関係してきますので，腸内環境を整えるための食生活も大切になります。

出産後お母さんと赤ちゃんは別々の身体になりますので，妊娠中よりは赤ちゃんへの影響を気にしなくてもよくなります。「妊娠中よりは自由に…」とはいっても，自分のためにバランスを考え身体によいものを摂取したいものです。離乳食（補完食）づくりに時間をかけてお母さん自身の食事がおろそかになっているともいわれていますが，「You are what you eat」です。同時に，安心して母乳育児を継続してもらうためにも，ビタミンDなど不足しがちな栄養素の情報を事前にお母さんに伝えて，確認しておくことが大切です。子どもの離乳食が始まるころには，家族の食事と離乳食をできるだけ一緒につくるように提案していきましょう。家族みんなと同じ食材を食べることで，家庭の味が身についていくことでしょう。妊娠，授乳，育児をとおして，自分自身や家族の食事を見直す機会にするとよいでしょう。“あんしん・ナットク・楽しく食べる”，そんなメッセージを発信していきたいですね。

2018年2月吉日
編者を代表して
水野　克己

執筆者・協力者一覧

水野　克己　昭和大学江東豊洲病院小児内科教授

水野　紀子　一般社団法人日本母乳バンク協会／助産師

鈴木　　薫　料理研究家

鴨志田恭子　昭和大学江東豊洲病院／管理栄養士

CONTENTS

Ⅲ章 離乳食（補完食）を始めよう！ 43

CONTENTS

Ⅰ章

妊娠中・授乳中の お母さんの食生活

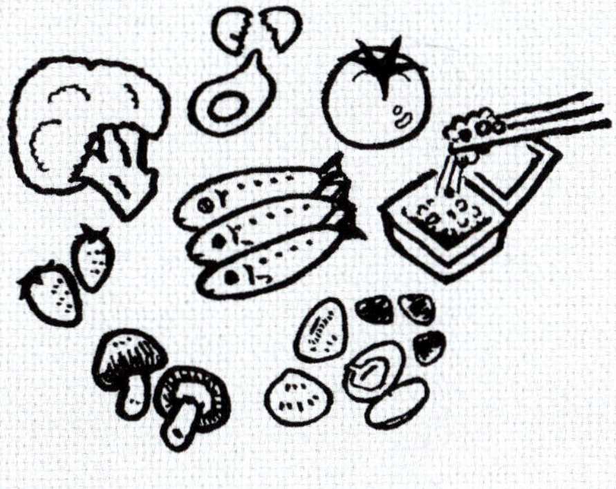

妊娠中のお母さんの食事

近年，妊娠中のお母さんの体重増加率と低出生体重児の関連が問題視されています。いまだに「体重神話」は根強く残っていますが，専門家である私たちは，妊娠中の適切な栄養摂取・体重増加の重要性を伝えていく必要があります[1) 2)]。

「アレルギーが心配だから妊娠中は卵や牛乳を控えています」という話を聞くことがあります。鶏卵や乳製品を控えることで，生まれてくる子どもがアレルギー疾患にかかりにくくなるということはありません。この時期，お母さんがバランスよく適切な栄養をとることが，生まれてくる赤ちゃんが健康に育つために大切なのです。妊娠中，授乳中にアレルギー疾患発症予防のために食物制限を行うことは十分な根拠がないために通常勧められていません[3)]。

近年の食生活では，抗酸化作用のある果物や野菜の摂取が減少し，身体の中で炎症を起こしやすい脂肪酸を含む食材（マーガリン，コーン油，綿実油など）の使用が増加しています。さらに，魚を食べる機会が減っていることが，近年のアトピー性皮膚炎

もっと詳しく！

妊娠期の体重増加と低出生体重児の関係

妊娠期の適切な体重増加については，低出生体重児の増加傾向との関連が示唆されていることなどから，妊娠中の体重増加量が一律に抑制されることのないよう，肥満ややせといった妊婦個々の体格に配慮した対処が求められています[1)]。

■文献

1）厚生労働省：「妊産婦のための食生活指針」の策定について．平成18年12月1日．

column

DOHaD仮説[1)]（成人病胎児期発症起源説）

DOHaD（developmental origins of health and disease）仮説とは，子宮内環境の悪化など低栄養で胎児が育ち，低出生体重児で生まれたことで生活習慣病の素因がつくられたうえに，過栄養，過剰なストレス，運動不足などの悪い生活習慣が加わることで，リスクが増すという考え方です。

■文献

1）板橋家頭夫・編：新生児栄養学；発達生理から臨床まで．メジカルビュー社，東京，2014，pp26-31．

や喘息の発症率増加に関与しているかもしれません。

妊娠中，週に２～３回以上魚を食べていたお母さんの子どもは食物アレルギーになりにくいという報告[4)]もあります。つまり，妊娠中から産後早期に，お母さんが食べるものに少し気をつけることで，その後の子どものアレルギー発症を少しは減らしてくれるのかもしれません。魚を食べれば生まれてくる子どもがアレルギーにならないというわけではありません[5)]が，もともと日本人は，肉よりも魚を食べる民族なのですから，極端に偏った食生活は控えて，新鮮な野菜・果物もバランスよく食べることがよいのです。

また，妊娠中の腸内細菌叢は，リンパ節を介して，胎盤・羊水・母乳へと移行していきます。便秘を予防して，プロバイオティクス，プレバイオティクス，n-3系多価不飽和脂肪酸などを含む食材を摂取することは，早産予防，アレルギー予防，感染予防などにも影響を与えます。

葉　酸

妊娠初期に葉酸を摂取することは重要です。妊娠３カ月目までの間に葉酸が不足すると，脳や神経の先天異常，障害のリスクが高まることがわかっています。また，葉酸の摂取不足は早産につながることも報告[6)]されています。つまり，妊娠を考えたら積極的に葉酸を摂取しておく必要があり，妊娠がわかってからの摂取ではやや遅いということにもなりかねません。

では，そのまま葉酸を積極的にとり続けるとどうなるでしょうか。現時点では，妊娠後期に葉酸を積極的に摂取することは，生まれてきた子どもが小児喘息になったり，湿疹ができたりする危険性が高まると考えられています[7) 8)]。サプリメントとして葉

もっと詳しく！

葉酸栄養状態と遺伝子多型

メチレンテトラヒドロ葉酸還元酵素（MTHFR）C677T遺伝子多型は，葉酸栄養状態に影響を与えます。TT型，CT型，CC型の3種類のうち，日本人の15％はTT型であるといわれます。このTT型をもつ人は，葉酸を体内で利用しにくく，血液中の葉酸濃度が低く，ホモシステインの濃度が高い傾向にありました。TT型では，より多くの葉酸を摂取する必要があります[1)]。

■文献

1) Hiraoka M, Kato K, Saito Y, et al：Gene–nutrient and gene–gene interactions of controlled folate intake by Japanese women．Biochem Biophys Res Commun 316：1210-1216，2004．

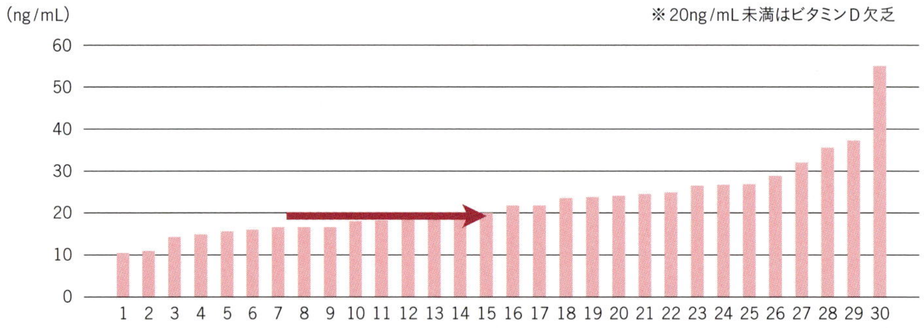

図Ⅰ-1　妊娠後期の女性の血清25(OH)ビタミンD濃度(n=30)

表Ⅰ-1　ビタミンD不足・欠乏の判定指針

判定基準
1) 血清25(OH)D濃度が30ng/mL以上をビタミンD充足状態と判定する
2) 血清25(OH)D濃度が30ng/mL未満をビタミンD非充足状態と判定する a. 血清25(OH)D濃度が20ng/mL以上 30ng/mL未満をビタミンD不足と判定する b. 血清25(OH)D濃度が20ng/mL未満をビタミンD欠乏と判定する

注　1. 血清25(OH)Dの濃度は，測定法によって差異がある。将来的には標準化が求められる。
2. 小児，周産期に関しては，異なる基準が必要になる可能性がある。また，小児の栄養性くる病に関しては国際コンセンサス指針がある。
3. 本指針は，骨・ミネラル代謝関連事象の観点から作成されたものである。
4. ビタミンD非充足と悪性腫瘍，代謝疾患，心血管疾患，さらに免疫機能などとの関連が数多く報告されている。しかし本邦での検討は少なく，また海外でのガイドラインでも非骨・ミネラル代謝関連事象は考慮されていない。したがって本指針でも，これら非骨・ミネラル代謝関連事象については考慮していない。

〔日本内分泌学会，日本骨代謝学会，厚生労働省難治性疾患克服研究事業ホルモン受容機構異常に関する調査研究班：ビタミンD不足・欠乏の判定指針．日本内分泌学会雑誌 93(Suppl)：1-10，2017．より引用〕

酸をとるのは妊娠初期までにして，その後は葉酸強化食品などもじょうずに取り入れながらバランスよく食べものから摂取するのがよいでしょう。妊娠の1カ月以上前から妊娠3カ月までの間，食品からの摂取に加えて，いわゆる栄養補助食品(サプリメント)から，1日0.4mg(400μg)の葉酸摂取を勧めます[9]。

〈吸収率の違い〉

- 天然の食品中の葉酸(food folate)：50%
- 健康食品中の葉酸(folic acid)：85%(食事と一緒)，100%(空腹時)

ビタミンD

筆者らは以前，妊娠後期の女性30人の血清25(OH)ビタミンD濃度を測定しました(**図Ⅰ-1**)。20ng/mL未満はビタミンD欠乏となりますが(**表Ⅰ-1**)，妊婦の半分

表Ⅰ-2　ビタミンDを含む食材

食品（1食あたりの数）	1食あたりの含有量（μg）
焼鮭（100g）	39.4
干ししいたけ（5g）	0.8
しらす干し（10g）	6.1

がビタミンD欠乏であることがわかりました。ビタミンDは骨をつくるビタミンとして広く知られていて，妊婦のビタミンDは生まれてくる子どもが20歳になったときの骨量と関係しているともいわれています[10)]。実際には多様な免疫作用があり，アレルギー疾患を予防する働きがあると考えられています。

お母さんが妊娠中に食事から摂取したビタミンD量は交絡因子を除外しても，5歳時点の喘息，アレルギー性鼻炎の罹患率と負の相関を認めたという報告[11)]があります。ほかにも妊娠中にビタミンDの摂取量を増加させることで，生まれてくる子どもの喘息や喘鳴が減少するという報告[12) 13)]があります。海外では妊娠中～授乳中の女性は25μg/日のビタミンDを摂取することが望ましいという報告[14)]もあります。

1日にビタミンDを摂取する目安量は，以下のとおりです。

- 妊婦：7.0μg/日
- 授乳婦：8.0μg/日
- 上限量（成人）：100μg/日

ビタミンDを多く含む食材には，イワシ（丸干し，たたみいわし），しらす干し，サケ，ニシン，ウナギ，すじこ，いくら，乾燥きくらげ，干ししいたけ，煮干しがあります（**表Ⅰ-2**）。マッシュルームもビタミンDを多く含みますが，太陽の光を浴びた干ししいたけは高濃度にビタミンDが含まれています。

ビタミンDは食事以外に，紫外線により皮膚で合成されます（**図Ⅰ-2**）。

妊娠18週に血清25（OH）ビタミンD濃度を測定し，その値によって4群に分けたところ，もっとも低い群はもっとも高い群に比べて産後3日に抑うつ傾向を認めたという報告[15)]もあります。

鉄

妊娠中に鉄欠乏性貧血があると母乳中の鉄量は減るという報告[16)]があります。また，妊娠早期の鉄欠乏は低出生体重の一因ともいわれています[17)]。妊娠がわかった時点で鉄欠乏による貧血がないように，妊娠を考えている女性は普段から食生活に配

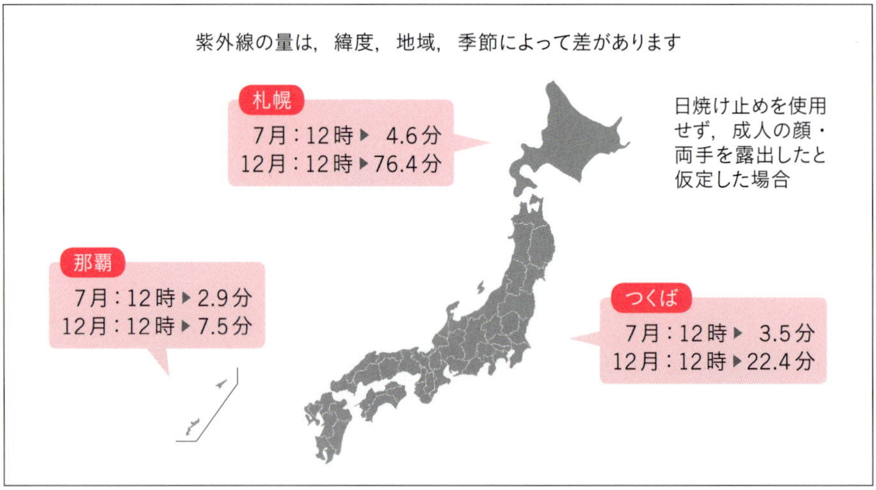

図Ⅰ-2　ビタミンD 5.5μg摂取相当を合成するために必要な日光浴時間

〔国立環境研究所：体内で必要とするビタミンD生成に要する日照時間の推定；札幌の冬季にはつくばの3倍以上の日光浴が必要．2013．https://www.nies.go.jp/whatsnew/2013/20130830/20130830.html/ 環境省：紫外線環境保健マニュアル2008．2008，pp11-12．https://www.env.go.jp/chemi/uv/uv_pdf/full.pdf より改変〕

表Ⅰ-3　鉄の付加量（推奨量）

妊娠初期	+2.5mg/日
妊娠中期・後期	+15.0mg/日
授乳中	+2.5mg/日

慮する必要があります。もし鉄欠乏になっているのであれば，鉄剤投与により治療を行うことで産後，母乳中の鉄含有量も増加します。

妊娠中・授乳中の鉄の付加量を**表Ⅰ-3**に示します。

妊婦の貧血と出生後の子どもの喘鳴・喘息を調査した報告[18]によると，妊娠中のヘモグロビンが11g/dL未満であると，生まれてくる子どもが乳児期に繰り返す喘鳴を伴うリスクは2.17倍，３歳までの喘鳴は2.42倍になりました。つまり，妊婦の貧血は出生児の呼吸器系の健康状態に影響を及ぼすことになります。

鉄には，ヘム鉄と非ヘム鉄の２種類があり，調理法を工夫することで吸収率がアップします（**表Ⅰ-4**）。

亜　鉛

妊娠中に亜鉛欠乏になると，その女性から生まれてくる子どもは胸腺や脾臓の大きさが小さく，抗体の血中濃度も低く，そしてリンパ球活性が低下することが報告[19]

表Ⅰ-4　ヘム鉄と非ヘム鉄の比較

ヘム鉄	非ヘム鉄
●肉や魚に多く含まれる ●たんぱく質と結びついた形で存在する ●吸収率は10～30% ●非ヘム鉄に比べて3～5倍効率よく吸収される	●豆，青菜，海藻に含まれる ●吸収率は約5% ●妊娠時など必要量が増加するときに体内への吸収率も増加する ●ビタミンCや動物性たんぱく質と一緒に摂取することで吸収率がよくなる

されています。近年，日本人の亜鉛摂取量は不足しているという報告[20]もあります。胸腺や脾臓は免疫に関係する重要な臓器なので，亜鉛不足にならない食生活にしましょう。

抗酸化物質

抗酸化物質にはビタミンA・C・Eやアントシアニン，リコピンなどがあります。抗酸化作用の高い食材を妊娠中から摂取することは，生まれてくる子どものアレルギー疾患予防や免疫発達にプラスの効果をもたらすと考えられています。抗酸化作用の高い食材については，後述の「授乳中のお母さんの特徴」の項（p22）を参照ください。

column

ビタミンAの過剰摂取に要注意！

鉄を多く含む食材の代表はレバーです。しかし，レバーはビタミンAも多く含むため過剰摂取に注意しましょう。妊娠初期に過剰にビタミンAを摂取すると胎児に異常をもたらす可能性が出てくるので要注意です。鶏レバー1人前（60g）でビタミンAを8.4mg摂取することになり，上限量2.7mgを大幅に超えてしまいます。

表　ビタミンAの含有量

食品名	目安量	目安量の重量(g)	目安量あたりの含有量(mg)
豚レバー	1人前	60	7.8
あさりの佃煮	大2個	30	5.6
干しひじき	1人前	5	2.8
小松菜	1人前	80	2.2
マグロ	刺身5～6切れ	100	2.0
納豆	小1パック	50	1.7

脂肪酸

妊娠中の女性にn-3系多価不飽和脂肪酸を与えると一般的な食物アレルゲンへの感作が減少すること，そして，生後1年間のアトピー性皮膚炎の罹患が減ることが研究結果[21) 22)]で示されています。このn-3系多価不飽和脂肪酸は免疫系のプログラミングに影響を与えることもわかっており，胎児の免疫系にもよい作用があると考えられます[23)]。

妊娠中期から産後にかけてお母さんに魚油やDHA（ドコサヘキサエン酸）を含むカプセルを与えることで，生まれてくる子どもの湿疹やアレルギー疾患が減ったという報告[24) 25)]も散見されます。生まれてくる子どもに利点があるだけでなく，DHAは早産を防いでくれたり，妊娠合併症を減らすという報告[26)]もあります。DHAには抗炎症作用や抗酸化作用もあります。胎盤が要因の子宮内胎児発育遅滞や胎盤の炎症による前期破水は，妊娠中にDHAを補充することで減るという研究があります[27)]。妊娠を考え始めたら，どのように魚を食事に取り入れるかも考えておきたいものです。

1. 妊娠中のαリノレン酸摂取

αリノレン酸はn-3系多価不飽和脂肪酸の一種でEPA（エイコサペンタエン酸）やDHAに変換されます。しその実，麻の実，しそ油，なたね油に含まれます。フィンランドにおけるコホート研究結果によると，妊娠中にαリノレン酸の摂取が少ないと，生まれた子どもが5歳になったときに喘息の罹患率が高かったと報告[28)]されています。n-3系多価不飽和脂肪酸の総摂取量が増加すると，子どもの喘息を予防する効果があり，一方，n-6系多価不飽和脂肪酸（マーガリン）や飽和脂肪酸（バター）の摂取

column

お母さんの食生活と母乳中のn-3系多価不飽和脂肪酸濃度

- お母さんの魚摂取が増えると，母乳から1日に摂取するDHA量は増加します
- 日本人の母乳中に35mg/100mL[1)]含まれているとすると，800mL飲むと同じ摂取量（280mg/日）となります
- 免疫発達の早い段階に（つまり，胎児期からお母さんの食べものを介して）n-3系多価不飽和脂肪酸を与えると，より効果的でしょう

■文献

1) Yuhas R, Pramuk K, Lien EL : Human milk fatty acid composition from nine countries varies most in DHA. Lipids 41(9) : 851-858, 2006.

は少ないほうがアレルギー予防につながります。

2. 魚油とアレルギー予防

胎児期から胎盤を通してn-3系多価不飽和脂肪酸を摂取することは，出生後のアレルギー予防になりそうです。では，出生後，子どもに投与してもアレルギー予防の効果はあるのでしょうか？ このことについて研究した報告[29]を紹介します。

アトピー性皮膚炎のハイリスク児をランダムに魚油（DHA 280mg＋EPA 110mg）投与群とコントロール群に分けて，出生後〜生後６カ月まで投与し，子どもの多価不飽和脂肪酸濃度を生後６カ月に測定しました。魚油投与は交絡因子を考慮すると，生後６カ月時のアレルギー疾患を予防する効果はありませんでした。ただし，生後６カ月におけるn-3系多価不飽和脂肪酸濃度は湿疹と繰り返す喘鳴の罹患リスクの低下と関連がありました。魚油投与によって生後６カ月のn-3系多価不飽和脂肪酸濃度が上昇すれば，多少なりともアレルギー予防につながるのかもしれません。

妊娠中のn-3系多価不飽和脂肪酸摂取は妊娠中の抑うつを予防するという報告[30]もあります。この調査において，妊娠中に抑うつ傾向を示したのは19.3％の妊婦でした。調査対象となった妊婦を，魚・EPA・DHAの摂取量で多い群から少ない群までの４群に分けたところ，摂取量がもっとも多かった群は，もっとも少なかった群に比べて妊娠中にうつ傾向を示す割合は低いことがわかりました。つまり，魚に含まれる脂肪酸を意識して摂取することは，妊娠中の抑うつ傾向を抑えてくれる可能性があるということです[30]。

プロバイオティクスとプレバイオティクス

プロバイオティクスとプレバイオティクスは腸内によい細菌をつくるのに役立つものです。

プレバイオティクスは腸内有用菌の増殖を助け，健康に役立つものをいい，食物繊維や消化されにくいオリゴ糖などがよく利用されます。母乳にはプレバイオティクス作用をもつものも多く含まれます。

プロバイオティクスは腸内細菌叢を改善し，私たちに有益な作用をもたらす微生物を示します。プロバイオティクスは私たちの健康につながるという長い歴史があります。ただし，プロバイオティクスは生きている微生物なので，好ましい効果を得るためには，十分な量を摂取することが重要になります。

妊娠中にプロバイオティクスを摂取することで，生まれてくる子どもの湿疹や食物アレルギーを予防できるか検討した結果，２歳までの湿疹罹患を減少させるという効

column

魚介類に含まれる水銀

食品安全委員会（2010）が示す水銀汚染を考慮した食事によると，妊婦が食べても胎児に影響を与えない魚の種類と量は資料のとおりです。

資料を参考に，ある週に週１回が目安の魚を２回食べたら，次の週は食べないようにします。

食物連鎖の関係で，大きな魚は水銀を含む量が増えてくるので，積極的に食べるのはイワシ・サンマなど小さく，かつ，DHAを多く含む魚がよいです。水銀は胎盤を通過して胎児へ移行するため，胎盤の完成する妊娠４カ月ごろより注意しましょう。なお，母乳中に移行する水銀量は，お母さんの血液中の水銀濃度よりも低いので，水銀によるリスクは妊娠中に高く，授乳中はあまり意識しなくてもよくなります。

資 料　**これからママになるあなたへ；お魚について知っておいてほしいこと**

注意が必要なお魚について，下図を参考に食べるように心がけてください

目安！　１週間に●（黒丸印：水銀量）１個までが目安です

注意が必要なお魚の名前	刺身１人前，切り身１切れに（それぞれ約80 g）含まれる水銀量（●）
● キダイ ● マカジキ ● ユメカサゴ ● ミナミマグロ（インドマグロ） ● ヨシキリザメ ● イシイルカ ● クロムツ（2010年追加）	◐ 半個
● キンメダイ ● ツチクジラ ● メカジキ ● クロマグロ（本マグロ） ● メバチ（メバチマグロ） ● エッチュウバイガイ ● マッコウクジラ	● １個
● コビレゴンドウ	●● ２個
● バンドウイルカ	●●●●●●●● ８個

特には注意が必要でないもの

▶キハダ　▶ビンナガ　▶メジマグロ　▶ツナ缶　▶サケ
▶アジ　▶サバ　▶イワシ　▶サンマ　▶タイ
▶ブリ　▶カツオ　など

１週間に食べるお魚の献立例

例１	例２
● キダイの焼物 １切れ（約80 g） ◐ ● ミナミマグロの刺身 １人前（約80 g） ◐	● マカジキの刺身 １人前（約80 g） ◐
＋	＋
なし	● キンメダイの煮付 半人前（約40 g） ◐
＋	＋
なし	なし
＋	＋
なし	なし
＋	＋
● ツナサラダ 通常の量で差しつかえありません	● サケの焼物 ● アジの開き 通常の量で差しつかえありません
＝	＝
目安の範囲内 合計 ●	目安の範囲内 合計 ●

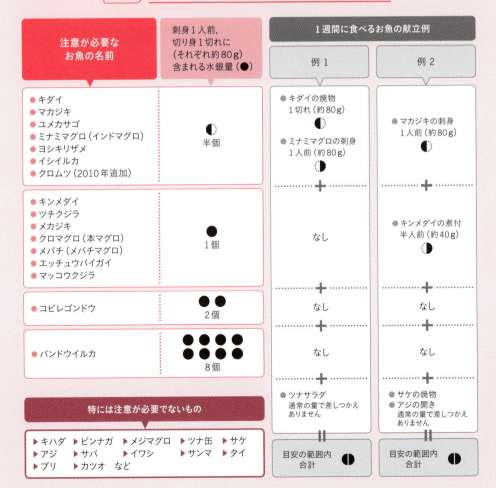

（厚生労働省：これからママになるあなたへ；お魚について知っておいてほしいこと．2010年．http://www.mhlw.go.jp/topics/bukyoku/iyaku/syoku-anzen/suigin/dl/100601-1.pdf を参考に作成）

column

妊娠中の感染予防[1)]

【食べものによる垂直感染の予防】

妊娠中は抵抗力が弱くなっているため，食中毒などの感染症にも注意が必要です。とくに，食べものからの感染で胎児に影響を及ぼすものにトキソプラズマ症とリステリア症があります。

日本におけるトキソプラズマの抗体陽性率は7.1％との報告[2)]があり，妊娠初期でトキソプラズマ抗体陰性の場合は，妊娠中に初感染しないことが重要です。母体の初感染により，先天性トキソプラズマ症を起こすことがあります。

【トキソプラズマ感染予防の注意点】[3)]

- 主に生肉の摂取で感染するため食肉はよく加熱し，生肉は食べない
- 生野菜はよく洗う
- ネコとの接触を避ける
- 土を触ったり，糞尿を処理した後は，よく手洗いをするか，手袋をする

【リステリア感染を予防するためにできること】[4)]

リステリアに感染すると，妊婦は軽いかぜ様の症状ですみますが，胎児の敗血症や流産・死産の原因になります。妊娠中は，この原虫に対する免疫が低下し，通常の約20倍感染しやすくなるといわれており，予防が重要です。リステリアは自然界に広く分布しており，感染源としては，加熱していないナチュラルチーズ，生ハム，生野菜，殺菌されていない牛乳などがあげられます。なぜなら，リステリアの発育温度は0～45℃と広く，冷蔵庫内でもゆっくり増殖するからです。そのため，予防には中心まで十分な加熱をするか，これらの食品を妊娠中に食べないようにすることを心がけます。

【妊娠中の感染予防のための注意事項〈11カ条〉】[1)]

①石けんと流水で，しっかり手を洗ってください。
②小さな子どもとのフォークやコップの共有，食べ残しを食べることはやめましょう。
③肉は，しっかりと中心部まで加熱してください。
④殺菌されていないミルクや，それらからつくられた乳製品は避けましょう。
⑤汚れたネコのトイレに触れたり，掃除をするのはやめましょう。
⑥げっ歯類（ネズミの仲間たち）やそれらの排泄物（尿，糞）に触れないようにしましょう。
⑦妊娠中の性行為の際には，コンドームを使いましょう。
⑧母子感染症の原因となる感染症について検査しましょう。
⑨B群溶血性レンサ球菌の保菌者であるか検査してもらいましょう。
⑩ワクチンが存在する感染症（例えば，麻疹，風疹や水痘）から自分と胎児の身を守るために，妊娠前にワクチンを打ちましょう*[1]。
⑪自分が十分な抗体をもっていない場合，水痘や風疹などに感染している人には近づかないようにしましょう*[2]。

＊1：現在妊娠している方は，出産後，なるべく早く次の妊娠までの間にワクチンを打ちましょう。
＊2：感染者に接触した場合はすぐに病院に連絡してください。水痘や麻疹の場合は，すぐに免疫グロブリンの注射をすることで発症を防ぐことができるかもしれません。

■文献

1) 先天性トキソプラズマ&サイトメガロウイルス感染症患者会「トーチの会」：妊娠中の母子感染に注意!!　2017. http://toxo-cmv.org/pdf/bosikansen.pdf
2) 正岡直樹，草田多香子：妊娠中に生もの（刺身・寿司・生肉・牡蠣など）を食べても大丈夫ですか？　周産期医学　42（増）：47-48，2012.
3) 山下隆博：妊婦が注意すべき感染症．母子保健 687：6-9，2016.
4) 関沢明彦：妊婦のリステリア感染症．母子保健 687：7，2016.

果も示されています。ただし妊娠中のみであったり，出生後のみであると効果を示しにくいようです[31)]。また，プロバイオティクスであれば何でもよいわけでもないようです。

日常生活のポイント

- ストレスの少ない生活
- 身の回りの清潔，口腔ケア
- 家族で喫煙禁止
- ほどほどの日光浴

「母乳で育てながら子どものアレルギーも予防したい」，そのためには，妊娠中から食生活の改善を図ることが重要です。妊娠中から適度に青魚（n-3系多価不飽和脂肪酸であるDHAやEPAを多く含む），乳酸菌や発酵食品（プロバイオティクス），食物繊維（プレバイオティクス），色の濃い野菜・果物（抗酸化物質），サケ・干ししいたけ（ビタミンD）を意識しながらバランスよく食べるようにすると効果的です。

授乳中のお母さんの特徴

授乳婦の推定エネルギー必要量は，以下のとおりです。

授乳婦の推定エネルギー必要量（kcal/日）
＝妊娠前の推定エネルギー必要量（kcal/日）＋授乳婦のエネルギー付加量（kcal/日）

母乳育児と産後の体重変化についてはいろいろな報告がありますが，授乳に伴うエネルギー消費は500kcalともいわれ[32)]，母乳で育てることは産後の母体の体重減少につながると考えられます[註)]。摂取するエネルギー量や生活スタイルなどの影響は大きいのですが，母乳で育てることは産後１年間の体重減少を約３kgほど大きくするという報告[33)]もあります。

女性は妊娠すると出産後の母乳育児の準備として内臓脂肪を蓄えるので，出産後に授乳しなければ，蓄積した内臓脂肪が移動しにくくなります。この結果，体重減少の割合も少なくなるのです[34)]。

註：健康で一般的な生活を行っている女性が授乳期において必要とするエネルギーは，乳児が必要とするエネルギー，すなわち，母乳のエネルギー：0.78L/日×663kcal＝517kcal/日とも合致します。日本人の食事摂取基準（2015版）では，授乳期の女性が必要とする付加量の値を350kcal/日としていますが，これは，母乳のエネルギーのなかの必要なエネルギーから産褥期の体重減少（妊娠中に蓄積された体組織の分解）に必要な負のエネルギー蓄積を引いたものとして計算されています*。この付加量は，離乳食を始める産後5カ月ころまで，子どもが母乳栄養に依存している場合に必要な値であり，産褥期の母体の状況や子どもの哺乳量の増減により変化します。

＊分娩後における体重の減少（体組織の分解）によりエネルギーが得られます。体重減少分のエネルギーを体重1kgあたり6,500kcal，体重減少量を0.8kg/月とすると，体重減少分のエネルギー量(kcal/日)＝6,500kcal/kg×0.8kg/月÷30日＝173kcal/日となります。

1 授乳中に必要な栄養素

脂　質

授乳婦の大多数で必須脂肪酸としての欠乏症状が認められない量，かつn-6系多価不飽和脂肪酸を十分に含む母乳を分泌できる目安量は9g/日に設定されています。

n-3系多価不飽和脂肪酸であるアラキドン酸やDHAは，神経組織の重要な構成脂質です。DHAは特に，神経シナプスや網膜の光受容体に多く存在します。母乳中のn-3系多価不飽和脂肪酸は新生児・乳児の摂取源として重要です。目安量の1.8g/日は，授乳婦の大多数で必須脂肪酸としての欠乏症状が認められない量で，かつn-3系多価不飽和脂肪酸を十分に含む母乳を分泌できると考えられています。

たんぱく質

分娩により妊娠時に蓄積したたんぱく質のかなりの部分が失われますが，蓄積されたたんぱく質の一部は母体内に残ります。また，産褥期には体重減少や授乳によるたんぱく質の損失が生じます。そこで，妊娠によるたんぱく質蓄積残と体重増加残に対するたんぱく質付加量とは相殺されると考えられています〔厚生労働省：日本人の食事摂取基準（2015年版）〕。そのため，授乳期のたんぱく質付加量は乳汁産生に関する付加量のみとなります。離乳開始期までの6カ月間を母乳のみによって授乳した場合，1日あたりの平均授乳量を0.78L/日，この間の母乳中のたんぱく質濃度の平均値を12.6g/Lと仮定すると，12.6g/L×0.78L/日÷0.70[註)]＝14.04g/日となり，約15g/日となります。

註：食事性たんぱく質から母乳たんぱく質への変換効率
授乳婦の付加量（推定平均必要量）はこれらの値を用い，付加量（推奨量）は個人間の変動係数を12.5%と見積もり，推奨量算定係数1.25を乗じて，17.6g/日（20g/日）となっています。

column

アルコールとカフェイン ～妊娠中と授乳中の違い～[1)-4)]

【アルコール】

妊娠中：アルコールは量や時期に関係なく，胎児に不可逆的な悪影響（胎児の形態異常や脳萎縮，発育不全）を与えるため禁酒が原則です。指導後にも飲酒を続ける妊婦はアルコール依存症の可能性があり，専門科への紹介も考慮します。

授乳中：アルコールはオキシトシンの分泌を抑制し，母乳分泌量の低下や授乳期間を短縮させます。1日1g/kg以上の摂取でオキシトシンの濃度を低下させ射乳反射を阻害します。しかし，米国小児科学会では，母乳のメリットが人工乳より大きいため，飲酒したからといって断乳をする必要はないとしています。母乳をやめるくらいなら工夫して授乳を続けましょうということです。例えば，母乳中のアルコール濃度は血中の90～95％と高値ですが，アルコールの半減期は30分と短く，半減期の5倍（2時間半）を過ぎれば身体からなくなったと考えます。アルコール含有量としては最大でも1日体重あたり0.5gまでとします。赤ちゃんへの影響を少なくするために，体重50kgの女性では，350mLの缶ビール1本またはワイングラス1杯程度なら許容範囲内となるでしょう。ただし，アルコール分解には個人差もあるため，赤ちゃんの顔が赤くなる，よく寝るなど普段と違う様子がみられたなら，その後は飲酒を控えたほうが賢明でしょう。

【カフェイン】

妊娠中：女性が摂取したカフェインは胎盤を通過します。妊娠中のカフェイン摂取は300mg/日未満とすることが勧められています。ただし，摂取量が多くなると突発性の流産・発育遅延への影響も考えられます。コーヒーなら2杯程度にしましょう。

授乳中：母乳中のカフェイン濃度は，摂取後15～30分で最高値を示し，摂取した量の0.06～1.5％程度のカフェインが移行します。健康な成人のカフェインの半減期は2.5～4.5時間で，摂取後16～20時間経過すれば，吸収されたカフェインの約95％は体内から消失します。しかし，母乳中のカフェイン濃度は血中濃度よりも10～20％高く，赤ちゃんは肝臓や腎臓機能が未成熟でカフェインの代謝・排泄能力が低く半減期も長くなるため，注意が必要です。コーヒー2～3杯ならば影響がないと考えられていますが，そのほかのカフェイン含有製品（緑茶・紅茶・エナジードリンク）などの量も加味して考えましょう。

【カフェイン含有量の目安（100mL あたり）】[5)]

- レギュラーコーヒー（浸出法：コーヒー粉末 10g/ 熱湯 150mL）：約 60mg
- 紅茶（浸出法：茶 5g/ 熱湯 360mL，1.5～4 分）：30mg
- せん茶（浸出法：茶 10g/90℃ 430mL，1 分）：20mg

■文献

1) 日本助産学会：エビデンスに基づく助産ガイドライン；妊娠期・分娩期 2016．日本助産学会誌 30(Suppl)，2017．
2) 日本産科婦人科学会，日本産婦人科医会：産婦人科診療ガイドライン；産科編2017．2017．
3) 林昌洋・監，石川洋一・監編：妊娠・授乳とくすりQ&A；安全・適正な薬物治療のために．第2版，じほう，東京，2013，pp123-124，pp152-153．
4) 米国小児科学会（平林円，笠松堅寛・監訳）：医師のための母乳育児ハンドブック．メディカ出版，大阪，2007，pp136-138．
5) 文部科学省：日本食品標準成分表2015年版（七訂）．

炭水化物

炭水化物（食物繊維を含む）に関しては，授乳中であっても付加量は設けられていません。

抗酸化物質

授乳中の健康な女性60名とその子ども（生後１～６カ月）で検討した報告[35]によると，食事に制限はなく，ビタミンＣ500mgとビタミンＥ 100単位を毎日補足すると，１カ月後には抗酸化能が高い母乳となり，その母乳で育っている子どもも抗酸化能が高くなっていました。

抗酸化作用の高い食材は，以下のとおりです。

- リコピン：トマト，スイカなど
- アントシアニン：ブルーベリー，ブドウ，紫芋，にんじん，アスパラガス，大根など
- βカロテン：にんじん，ほうれん草，かぼちゃ，ブロッコリーなど

βカロテンはビタミンＡに変化する前駆体のプロビタミンＡです。緑黄色野菜や海藻に含まれます。ビタミンＡは抗酸化作用のあるビタミンですが，大量にとりすぎると肝臓に運ばれていく途中でほかの臓器に毒性をもたらし，過剰症を起こすことがあります。一方，βカロテンは，ビタミンＡが十分に体内に入った場合は変化をせずに，そのまま体内（肝臓や脂肪組織）にたまります。油と一緒に摂取すると吸収がよくなります。

ビタミンＡと並んで抗酸化作用の高いビタミンにビタミンＥがあります。妊婦の血清ビタミンＥ濃度は胎児の発育や肺の成長に関係するという報告[36]もあります。

ビタミンＥを多く含む食材には，ニジマス，うなぎ蒲焼，落花生，モロヘイヤ，植物油などがあります。

もっと詳しく！

トランス脂肪酸と母乳

お母さんがトランス脂肪酸を含む食品を摂取した場合，トランス脂肪酸は母乳中にも移行します。それにより，赤ちゃんの多価不飽和脂肪酸の生合成が阻害され，発達に影響を与える可能性が示唆されています[1]。日本人の大多数はWHOの目標を下回っており，影響は少ないと思われますが，加工油脂を多く含む食生活の人は改善が必要です。

■文献

1）北村洋平，清水隆司：母乳の成分の科学；脂質．周産期医学　30（10）：1217-1223，2008．

表Ⅰ-5　お母さんの食事の影響を受ける栄養素

母乳中のセレンとヨウ素は母親の摂取量と正の相関を示すが，ほかの微量元素に関するデータは乏しい。鉄の場合，通用の食事での過剰の心配はない。

乳汁中の栄養含有量に影響する因子	栄養素
母親の摂取状況	脂質* ビタミンA・C・E・K・B_1・B_2・B_6，ナイアシン，パントテン酸，ビオチン，マンガン，ヨウ素，セレン
母親の体内貯蔵量	脂質，ビタミンD，葉酸
母親の摂取状況・体内貯蔵量にかかわらず一定	たんぱく質，ビタミンB_{12}，ナトリウム，カリウム，カルシウム，マグネシウム，リン，鉄，亜鉛，銅，クロム
不明	モリブデン

*：摂取状況により脂肪酸組成は変化
（厚生労働省：日本人の食事摂取基準（2015年版）の概要．より引用）

ビタミン

脂溶性と水溶性の違いを以下に示します。

①脂溶性ビタミン（ビタミンA・D・E・K）
- 母乳中の含有量は，母親の摂取量に影響を受けます
- 脂溶成分は，後乳に多く含まれます

②水溶性ビタミン（８つのビタミンB群，ビタミンC）
- 母親の食事に影響されますが，母親が極端な偏りのない食事をしていれば，問題はありません

母親の食事により不足が懸念されるビタミンとして，ビタミンD・K・B_1・B_{12}があげられます（**表Ⅰ-5**）。

ビタミンD：母乳中のビタミンD濃度は，お母さんのビタミンD摂取量に影響されます。母乳栄養でお母さんがビタミンDを含む食材を制限したり，日光にあたらないようにしたりしていると，子どもがくる病を発症することがあります。このビタミンD欠乏性くる病は，「現代病としてのくる病」ともよばれ，問題になっています。安全に安心して母乳で育てるためにも，正しい情報提供が求められます。

また，ビタミンDは脂溶性であり，母乳中の脂肪量は授乳の後半に増えます。そのため，後乳まで飲ませることにより（**写真Ⅰ-1**），脂溶性の栄養素の多い母乳を与えることができます[37]。

日本小児内分泌学会によると，母乳育児に関連した「ビタミンD欠乏症のハイリス

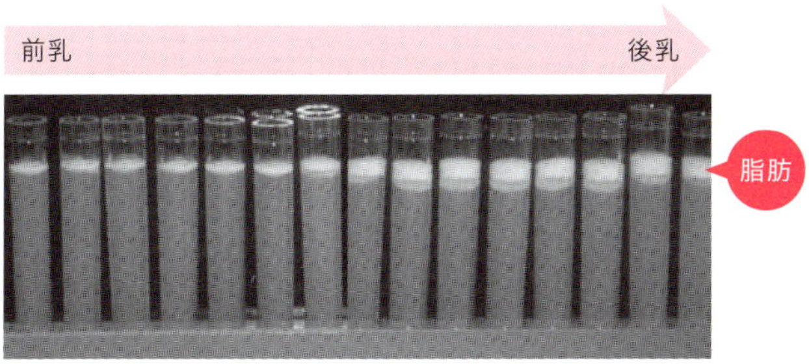

ビタミンD，DHAは脂肪成分に含まれる

写真Ⅰ-1　母乳中の脂肪量（Hartmann教授（UWA）のご厚意による）

ク因子」として以下があげられています[38)]。安心して母乳育児を続けるために正しい情報提供が求められます。

- 完全母乳栄養
- 母乳のビタミンD欠乏
- 食事制限（アレルギー，偏食，菜食主義など）
- 日光曝露不足（外出制限，紫外線カットクリームの使用，冬期，高緯度など）
- 早産児

ビタミンB_1：水溶性ビタミンであるビタミンB_1は，極度の食事制限をすると，母乳中の濃度が低下します。例えば，子どものアレルギー予防や治療の目的で，自己流の不適切な食事制限を行い，母乳だけで育てられている赤ちゃんのウェルニッケ脳症の発症が報告されています。

ビタミンB_{12}：天然のビタミンB_{12}は植物性食品には含まれないため，厳格な菜食主義（vegan）の場合，食事だけでは母乳中のビタミンB_{12}が欠乏します。また，胃散や内因子を分泌する細胞の欠損が生じる胃の手術や胃潰瘍などがあると小腸からの吸収が阻害されます。赤ちゃんの症状はビタミンB_{12}欠乏・悪性貧血です。ビタミンB_{12}を補充すれば，貧血・脳萎縮は改善しますが，乳児期早期のビタミンB_{12}欠乏は長期間続く神経障害を起こすため，予防が必要です。お母さんのライフスタイルを尊重し，赤ちゃんへの適切な栄養を補うために，植物由来のサプリメントや強化食品などでの補充も提案しましょう。ビタミンB_{12}は胎盤を通じて胎児に移行するため，妊娠中からの情報提供が重要です。

ヨウ素

胎児や生まれたばかりの赤ちゃんは，ヨード過剰による甲状腺機能低下症を起こしやすく，長引きやすいため，注意が必要です。とくに母乳中のヨウ素濃度は母親のヨウ素摂取量と正の相関があります[39]。ワカメなどの海藻を適量摂取するのは問題がありませんが，昆布はほかの食材より多量のヨウ素を含みます。たまに食べることは構いませんが，昆布エキスを多量に含む市販の麺つゆや既製昆布だしなどは控えたほうがよいでしょう。

2 エネルギー代謝の変化

授乳婦の付加量・目安量

推定エネルギー必要量および推奨量の設定が可能な栄養素については，母乳含有量をもとに付加量を設定しています。目安量の設定にとどまる栄養素については，原則として，子どもの発育に問題がないと想定される日本人授乳婦の摂取量の中央値を用いることとし，これらの値が明らかでない場合には，非授乳時の値を目安量として用いることになっています（**表Ⅰ-6**）。

なお，ビタミンDについては，母乳栄養児でのビタミンD不足によるくる病，低

もっと詳しく！

母乳育児が脂質代謝に与える影響

妊娠中に上昇した中性脂肪とコレステロール値は出産後低下します。この低下の度合は授乳している女性のほうが大きくなります。血清中性脂肪値が妊娠前の値に戻るまでの期間が，授乳中の女性では授乳していない女性より13週間早かったという報告[1]もあります。1年間授乳を続けた女性では，授乳していない女性に比べてHDL値が卒乳するまで高くなりました[2]。母乳育児に伴う脂質代謝の変化は，将来の心血管疾患罹患のリスクを低下させます。授乳経験がない女性は，出産のたびに授乳していた女性よりも内臓脂肪が28％ほど多く，腹囲は6.5cm大きくなりました[3]。

■文献

1) Darmady JM, Postle AD : Lipid metabolism in pregnancy. Br J Obstet Gynaecol 89 : 211-215, 1982.
2) Kallio MJ, Siimes MA, Perheentupa J, et al : Serum cholesterol and lipoprotein concentrations in mothers during and after prolonged exclusive lactation. Metabolism 41 : 1327-1330, 1992.
3) Schwarz EB, Ray RM, Stuebe AM, et al : Duration of lactation and risk factors for maternal cardiovascular disease. Obstet Gynecol 113(5) : 974-982, 2009.

表Ⅰ-6　授乳婦の食事摂取基準（再掲）

エネルギー				推定エネルギー必要量*1		
エネルギー			(kcal/日)	＋350		
栄養素				推定平均必要量*2	推奨量*2	目安量
たんぱく質			(g/日)	＋15	＋20	—
脂質		脂質	(%エネルギー)	—	—	—
		飽和脂肪酸	(%エネルギー)	—	—	—
		n-6系多価不飽和脂肪酸	(g/日)	—	—	9
		n-3系多価不飽和脂肪酸	(g/日)	—	—	1.8
炭水化物		炭水化物	(%エネルギー)	—	—	—
		食物繊維	(g/日)	—	—	—
ビタミン	脂溶性	ビタミンA	(μgRAE/日)*3	＋300	＋450	—
		ビタミンD	(μg/日)	—	—	8.0
		ビタミンE	(mg/日)	—	—	7.0
		ビタミンK	(μg/日)	—	—	150
	水溶性	ビタミンB_1	(mg/日)	＋0.2	＋0.2	—
		ビタミンB_2	(mg/日)	＋0.5	＋0.6	—
		ナイアシン	(mgNE/日)	＋3	＋3	—
		ビタミンB_6	(mg/日)	＋0.3	＋0.3	—
		ビタミンB_{12}	(μg/日)	＋0.7	＋0.8	—
		葉酸	(μg/日)	＋80	＋100	—
		パントテン酸	(mg/日)	—	—	5
		ビオチン	(μg/日)	—	—	50
		ビタミンC	(mg/日)	＋40	＋45	—
ミネラル	多量	ナトリウム	(mg/日)	—	—	—
		（食塩相当量）	(g/日)	—	—	—
		カリウム	(mg/日)	—	—	2,200
		カルシウム	(mg/日)	—	—	—
		マグネシウム	(mg/日)	—	—	—
		リン	(mg/日)	—	—	800
	微量	鉄	(mg/日)	＋2.0	＋2.5	—
		亜鉛	(mg/日)	＋3	＋3	—
		銅	(mg/日)	＋0.5	＋0.5	—
		マンガン	(mg/日)	—	—	3.5
		ヨウ素	(μg/日)*4	＋100	＋140	—
		セレン	(μg/日)	＋15	＋20	—
		クロム	(μg/日)	—	—	10
		モリブデン	(μg/日)	＋3	＋3	—

＊1：参考表に示した付加量である。
＊2：推定平均必要量および推奨量は付加量である。
＊3：プロビタミンAカロテノイドを含む。
＊4：耐容上限量を2,000μg/日と設定した。
〔厚生労働省：日本人の食事摂取基準（2015年版）の概要．より引用〕

表Ⅰ-7　授乳婦の目安量の設定状況

目安量の設定にとどまる栄養素	非授乳時の目安量設定の根拠と同一の根拠(A)で目安量の設定が可能	(A)の根拠による日本人授乳婦の摂取量の中央値/日	授乳婦の目安量/日[注]
n-6系多価不飽和脂肪酸	○	9g	9g
n-3系多価不飽和脂肪酸	○	1.8g	1.8g
ビタミンD	×	—	8.0μg[*1]
ビタミンE	△	6.6mg	7.0mg
ビタミンK	×	—	(150mg)[*2]
パントテン酸	○	5mg	5mg
ビオチン	×	—	(50μg)[*2]
カリウム	○	2,161mg	2,200mg
リン	○	979mg	800mg
マンガン	×	—	(3.5mg)[*2]
クロム	×	—	(10μg)[*2]

＊1：母乳栄養児におけるくる病防止の観点から設定。
＊2：授乳婦の目安量の（　）内の値は，非授乳時の目安量設定の根拠と同一の根拠による日本人授乳婦の摂取量の中央値が不明なため，非授乳時の目安量を適用。
注：授乳婦の目安量の値の丸め方は，非授乳時の値の丸め方に準ずる。
〔厚生労働省：日本人の食事摂取基準（2015年版）の概要．より引用〕

カルシウム血症の報告などもふまえ，母乳中に分泌されるビタミンD量も考慮した値としています（**表Ⅰ-7**）。

ビタミン

ビタミンA：授乳中の女性では，母乳中に分泌される量が320μgRAE/日であるため，付加量（推定平均必要量）として300μgRAE/日を設定しています。推奨量は推定平均必要量に推奨量算定係数1.4を乗じて450μgRAE/日となります。

ビタミンD：母乳栄養児でビタミンD不足によるくる病，低カルシウム血症が報告されています。乳児への目安量をくる病防止の観点から設定したことをふまえ，ビタミンD活性代謝物を含む母乳中ビタミン濃度3.0μg[40]に授乳量0.78L/日を乗じて，2.5μg（100IU）/日を非妊娠時の18歳以上の女性の目安量に加え，8.0μg（320IU）/日となっています。妊婦に対して，100μg（4,000IU）/日までの介入を行った研究において，高カルシウム血症を含む健康障害を認めなかったと報告[41]されています。とくに，妊婦・授乳婦に高カルシウム血症の発症リスクが高いという報告がないことから，成人と同じ100μg/日が耐容上限量とされています[42]。授乳中の女性が1日100μgのビタミンDを摂取することで母乳中のビタミンD濃度を上昇させ，母乳栄養児にも十分量のビタミンDが与えられるという研究結果[43]もあります。

ビタミンE：授乳婦については，子どもの発育に問題ないと想定される2007～2011（平成19～23）年までの国民健康・栄養調査の結果から算出された授乳婦のビタミンE摂取量〔厚生労働省：国民健康・栄養調査（平成19～23年）[44]の中央値（6.55 mg/日）〕を参考にし，7.0 mg/日が目安量となっています。

ビタミンK：授乳中には乳児への影響を考慮して，授乳婦に対するビタミンKの目安量を算出したほうがよいと考えられます。しかし，授乳婦においてビタミンKが特に不足するという報告が見当たらないことから，根拠となる摂取量の値が求められず，非授乳時の目安量と同様に150μg/日となっています。

ビタミンKを多く含む食品を以下にあげます。

- ビタミンK_1：植物の葉緑体で生成（ほうれん草，春菊，モロヘイヤ，緑茶などの緑黄色野菜，海藻）
- ビタミンK_2：微生物で合成（卵，乳製品，チーズ・納豆などの発酵食品），腸内細菌によって合成

まとめ

妊娠・出産し，子どもを母乳で育てることは自然なことで，妊娠中・授乳中であるからといって厳しい食事制限は必要ありません。しかし，妊娠中の食事が胎児に影響

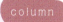

column

新生児・乳児ビタミンK欠乏性出血症に対するビタミンK製剤投与の改訂ガイドライン（修正版）

本ガイドライン[1]によると，合併症をもたない正期産新生児へのビタミンK予防投与についてK_2シロップを投与し，さらに「ビタミンKを豊富に含有する食品（納豆，緑葉野菜など）を摂取すると乳汁中のビタミンK含有量が増加するので，母乳を与えている母親にはこれらの食品を積極的に摂取するように勧める」と示されています。

■文献

1）日本小児科学会新生児委員会ビタミンK投与法の見直し小委員会：新生児・乳児ビタミンK欠乏性出血症に対するビタミンK製剤投与の改訂ガイドライン（修正版）．2011．

を与えたり，母乳成分のなかには妊娠中の食生活の影響を受けたりするものもあり，妊娠中からの情報提供が重要です。また，生活スタイル・食生活の多様化により母乳成分も変化がみられ，個々に応じた対応が求められます。食事はデリケートな問題です。どんなに「適切」な情報であっても，支援者との間に信頼関係が築かれなければ，実践してもらうことは難しいものになってしまうでしょう。支援者は，科学的な根拠のある情報を伝えるとともに，母親の気持ちやライフスタイルを尊重することも求められます。そして，妊娠中・授乳中の食事の知識・実践が，その後の離乳食（補完食）や家族の健康維持へつながっていくことを期待します。

column

授乳期間と生活習慣病

①授乳期間が長いほど２型糖尿病の罹患率は低下する

産後12～18カ月の女性を対象に調査した研究では，母乳育児歴とインスリン抵抗性は負の相関関係でした[1)]。２型糖尿病の罹患率は母乳育児期間と負の相関関係にあります[2)-4)]。

②授乳期間が長いほど生活習慣病の罹患率は低下する

カリフォルニア州の女性2,233人（40～78歳）を対象とした研究では，出産した子どものすべてに１カ月以上授乳した女性と出産経験のない女性の間には糖尿病罹患率に有意差はありませんでした。しかし，出産後に授乳しなかった女性は出産歴のない女性よりも２型糖尿病に罹患するリスクが1.92倍高くなりました。また，母乳で育てたことがない女性は，産後１～３カ月の間母乳だけで育てた女性よりも２型糖尿病に1.52倍罹患していました。出産したら少なくとも１カ月は母乳だけで育てることが女性の将来の糖尿病予防につながります[5)]。

以上のように，妊娠・出産から母乳育児へとつなげられると，女性の健康にも貢献すると考えられます。

■文献
1) Diniz JM, Da Costa TH : Independent of body adiposity, breast-feeding has a protective effect on glucose metabolism in young adult women. Br J Nutr 92 : 905-912, 2004.
2) Stuebe AM, Rich-Edwards JW, Willett WC, et al : Duration of lactation and incidence of type 2 diabetes. JAMA 294 : 2601-2610, 2005.
3) Stuebe AM, Kleinman K, Gillman MW, et al : Duration of lactation and maternal metabolism at 3 years postpartum. J Womens Health (Larchmt) 19 : 941-944, 2010.
4) Ram KT, Bobby P, Hailpern SM, et al : Duration of lactation is associated with lower prevalence of the metabolic syndrome in midlife--SWAN, the study of women's health across the nation. Am J Obstet Gynecol 198 : 268, 2007.
5) Schwarz EB, Brown JS, Creasman JM, et al : Lactation and maternal risk of type 2 diabetes : A population-based study. Am J Med 123 : 863, 2010.

■文献

1) 福岡秀興, 佐藤雄一, 吉原一：周産期栄養の次世代への影響；最新研究からわかったこと. 助産雑誌 70(6)：430-436, 2016.
2) 板橋家頭夫・編：新生児栄養学；発達生理から臨床まで. メジカルビュー社, 東京, 2014.
3) 海老澤元宏, 伊藤浩明, 藤澤隆夫・監, 小児アレルギー学会・作：食物アレルギー診療ガイドライン 2016. 協和企画, 東京, 2016.
4) TheHealthSite : Women who consume fish during pregnancy may decrease the risk of food allergies in their kids. 2016. http://www.thehealthsite.com/news/women-who-consume-fish-during-pregnancy-may-decrease-the-risk-of-food-allergies-in-their-kids-ag1116/
5) Anandan C, Nurmatov U, Sheikh A : Omega 3 and 6 oils for primary prevention of allergic disease : Systematic review and meta-analysis. Allergy 64 : 840-848, 2009.
6) Bukowski R, Malone FD, Porter FT, et al : Preconceptional folate supplementation and the risk of spontaneous preterm birth : A cohort study. PLoS Med 6 : 2009. doi: 10.1371/journal.pmed.1000061. Epub 2009 May 12.
7) Bekkers MB, Elstgeest LE, Scholtens SE, et al : Maternal use of folic acid supplements during pregnancy, and childhood respiratory health and atopy. Eur Respir J 39 : 1468-1474, 2012.
8) Dunstan JA, West C, McCarthy S, et al : The relationship between maternal folate status in pregnancy, cord blood folate levels, and allergic outcomes in early childhood. Allergy 67 : 50-57, 2012.
9) 厚生省児童家庭局母子保健課長, 厚生省保健医療局地域保健・健康増進栄養課生活習慣病対策室長通知：神経管閉鎖障害の発症リスク低減のための妊娠可能な年齢の女性等に対する葉酸の摂取に係る適切な情報提供の推進について. 平成12年12月28日(児母第72号, 健医地生発第78号). 2000.
10) Zhu K, Whitehouse AJ, Hart PH, et al : Maternal vitamin D status during pregnancy and bone mass in offspring at 20 years of age : a prospective cohort study. J Bone Miner Res 29 (5) : 1088-1095, 2014.
11) Erkkola M, Kaila M, Nwaru BI, et al : Maternal vitamin D intake during pregnancy is inversely associated with asthma and allergic rhinitis in 5-year-old children. Clin Exp Allergy 39 : 875-872, 2009.
12) Camargo CA Jr, Rifas-Shiman SL, Litonjua AA, et al : Maternal intake of vitamin D during pregnancy and risk of recurrent wheeze in children at 3 y of age. Am J Clin Nutr 85 : 788-795, 2007.
13) Devereux G, Litonjua AA, Turner SW, et al : Maternal vitamin D intake during pregnancy and early childhood wheezing. Am J Clin Nutr 85 : 853-859, 2007.
14) Erkkola M, Kaila M, Nwaru BI, et al : Maternal vitamin D intake during pregnancy is inversely associated with asthma and allergic rhinitis in 5-year-old children. Clin Exp Allergy 39 : 875-882, 2009.
15) Robinson M, Whitehouse AJ, Newnham JP, et al : Low maternal serum vitamin D during pregnancy and the risk for postpartum depression symptoms. Arch Womens Ment Health 17 : 213-219, 2014.
16) Kumar A, Rai AK, Basu S, et al : Cord blood and breast milk iron status in maternal anemia. Pediatrics 121 : 673-677, 2008.
17) Scholl TO, Hediger ML : Anemia and iron-deficiency anemia : Compilation of data on pregnancy outcome. Am J Clin Nutr 59 : 492S-500S, 1994.
18) Triche EW, Lundsberg LS, Wickner PG, et al : Association of maternal anemia with increased wheeze and asthma in children. Ann Allergy Asthma Immunol 106 : 131-139, 2011.
19) Wellinghausen N : Immunobiology of gestational zinc deficiency. Br J Nutr 85 : S81-S86, 2001.
20) 小野静一, 宮本英雄, 青木孝學, 他：健康診断に亜鉛測定は必要か. 亜鉛栄養治療 8 (1)：25-45, 2017.
21) Miles EA, Calder PC : Omega-6 and omega-3 polyunsaturated fatty acids and allergic diseases in infancy and childhood. Curr Pharm Des 20 : 946-953, 2014.
22) Hageman JH, Hooyenga P, Diersen-Schade DA, et al : The impact of dietary long-chain polyunsaturated fatty acids on respiratory illness in infants and children. Curr Allergy Asthma Rep 12 : 564-573, 2012.

23) Calder PC, Kremmyda LS, Vlachava M, et al : Is there a role for fatty acids in early life programming of the immune system? Proc Nutr Soc 69 : 373-380, 2010.
24) Dunstan JA, Roper J, Mitoulas L, et al : The effect of supplementation with fish oil during pregnancy on breast milk immunoglobulin A, soluble CD14, cytokine levels and fatty acid composition. Clin Exp Allergy 34 : 1237-1242, 2004.
25) Palmer DJ, Sullivan T, Gold MS, et al : Randomized controlled trial of fish oil supplementation in pregnancy on childhood allergies. Allergy 68 : 1370-1376, 2013.
26) Jedrychowski W, Perera F, Mrozek-Budzyn D, et al : Higher fish consumption in pregnancy may confer protection against the harmful effect of prenatal exposure to fine particulate matter. Ann Nutr Metab 56 : 119-126, 2010.
27) Pietrantoni E, Del Chierico F, Rigon G, et al : Docosahexaenoic acid supplementation during pregnancy : A potential tool to prevent membrane rupture and preterm labor. Int J Mol Sci 15 : 8024-8036, 2014.
28) Nwaru BI, Erkkola M, Lumia M, et al : Maternal intake of fatty acids during pregnancy and allergies in the offspring. Br J Nutr 108(4) : 720-732, 2012.
29) D'Vaz N, Meldrum SJ, Dunstan JA, et al : Postnatal fish oil supplementation in high-risk infants to prevent allergy: randomized controlled trial. Pediatrics 130(4) : 674-682, 2012.
30) Miyake Y, Tanaka K, Okubo H, et al : Fish and fat intake and prevalence of depressive symptoms during pregnancy in Japan : Baseline data from the Kyushu Okinawa Maternal and Child Health Study. J Psychiatr Res 47 : 572-578, 2013.
31) Kuitunen M : Probiotics and prebiotics in preventing food allergy and eczema. Curr Opin Allergy Clin Immunol 13 : 280-286, 2013.
32) Butte NF, Hopkinson JM, Mehta N, et al : Adjustments in energy expenditure and substrate utilization during late pregnancy and lactation. Am J Clin Nutr 69 : 299-307, 1999.
33) Sámano R, Martínez-Rojano H, Godínez Martínez E, et al : Effects of breastfeeding on weight loss and recovery of pregestational weight in adolescent and adult mothers. Food Nutr Bull 34 : 123-130, 2013.
34) Stuebe AM, Rich-Edwards JW : The reset hypothesis: lactation and maternal metabolism. Am J Perinatol 26 : 81-88, 2009.
35) Zarban A, Toroghi MM, Asli M, et al : Effect of vitamin C and E supplementation on total antioxidant content of human breastmilk and infant urine. Breastfeed Med 10 : 214-217, 2015.
36) Turner SW, Campbell D, Smith N, et al : Associations between fetal size, maternal {alpha}-tocopherol and childhood asthma. Thorax 65 : 391-397, 2010.
37) 北中幸子：乳幼児に増加するビタミンD欠乏症の現状と予防．ペリネイタルケア　35（12）：1202-1205，2016．
38) 日本内分泌学会：ビタミンD欠乏性くる病・低カルシウム血症の診断の手引き．
http://jspe.umin.jp/medical/gui.html（2018年1月30日）
39) 大阪府立母子保健総合医療センター・監，恵谷ゆり，西本裕紀子・編著：こどもの心と体の成長・発達によい食事；I妊娠期・乳児期．金芳堂，京都，2016，p44．
40) Ziegler EE, Hollis BW, Nelson SE, et al : Vitamin D deficiency in breastfed infants in Iowa. Pediatrics 118 : 603-610, 2006.
41) Hollis BW, Johnson D, Hulsey TC, et al : Vitamin D supplementation during pregnancy : Double-blind, randomized clinical trial of safety and effectiveness. J Bone Miner Res 26 : 2341-2357, 2011.
42) EFSA Panel on Dietetic Products, Nutrition and Allergies (NDA) : Scientific Opinion on the Tolerable Upper Intake Level of vitamin D. ESFA Journal 10 : 2813, 2012.
43) Hollis BW, Wagner CL : Vitamin D requirements during lactation : High-dose maternal supplementation as therapy to prevent hypovitaminosis D for both the mother and the nursing infant. Am J Clin Nutr 80 : 1752S-1758S, 2004.
44) 厚生労働省：平成19年～23年国民健康・栄養調査結果 各栄養素摂取量における平均値，標準偏差，標準誤差及び中央値（妊婦）．2011．
http://www.mhlw.go.jp/bunya/kenkou/dl/kenkou_eiyou_chousa_tokubetsushuukei_ninpu_h19.pdf

資料

すこやか親子を目指して

妊産婦のための食生活指針

妊娠期および授乳期は，お母さんの健康と赤ちゃんの健やかな発育にとって重要な時期です。そこで，この時期に望ましい食生活が実践できるよう，何をどれだけ食べたらよいかをわかりやすく伝えるための指針を作成しました。このなかには1日の食事の目安となる「妊産婦のための食事バランスガイド」と妊娠中の体重増加の目安となる「推奨体重増加量」が示されています。

- □ 妊娠前から，健康なからだづくりを
- □「主食」を中心に，エネルギーをしっかりと
- □ 不足しがちなビタミン・ミネラルを，「副菜」でたっぷりと
- □ からだづくりの基礎となる「主菜」は適量を
- □ 牛乳・乳製品などの多様な食品を組み合わせて，カルシウムを十分に
- □ 妊娠中の体重増加は，お母さんと赤ちゃんにとって望ましい量に
- □ 母乳育児も，バランスのよい食生活のなかで
- □ たばことお酒の害から赤ちゃんを守りましょう
- □ お母さんと赤ちゃんの健やかな毎日は，からだと心にゆとりのある生活から生まれます

妊娠中の体重増加は，お母さんと赤ちゃんにとって望ましい量に

体重の増え方は順調ですか。望ましい体重増加量は，妊娠前の体型によっても異なります。

妊娠前の体型（BMI）を知っていますか？

BMI ＝ 体重 ＿＿＿（kg）÷ 身長 ．＿＿＿（m）÷ 身長 ．＿＿＿（m）

BMIとは？

BMI（Body Mass Index）とは肥満の判定に用いられる指標で
BMI 22を標準としています。

例）身長160cm，体重50kgの人のBMIは？
50（kg）÷1.6（m）÷1.6（m）＝19.5

表1　体格区分別　妊娠全期間を通しての推奨体重増加量

体格区分	推奨体重増加量
低体重（やせ）：BMI 18.5未満	9～12kg
ふつう：BMI 18.5以上25.0未満	7～12kg#1
肥満：BMI 25.0以上	個別対応#2

＊体重区分は非妊娠時の体格による。
#1 体格区分が「普通」の場合，BMIが「低体重（やせ）」に近い場合には推奨体重増加量の上限側に近い範囲を，「肥満」に近い場合には推奨体重増加量の下限側に近い範囲を推奨することが望ましい。
#2 BMIが25.0をやや超える程度の場合は，おおよそ5kgを目安とし，著しく超える場合には，他のリスク等を考慮しながら，臨床的な状況を踏まえ，個別に対応していく。

表2　体格区分別　妊娠中期から末期における1週間あたりの推奨体重増加量

体格区分	1週間あたりの推奨体重増加量
低体重（やせ）：BMI 18.5未満	0.3～0.5kg/週
ふつう：BMI 18.5以上25.0未満	0.3～0.5kg/週
肥満：BMI 25.0以上	個別対応

＊体格区分は非妊娠時の体格による。
＊妊娠初期については体重増加に関する利用可能なデータが乏しいことなどから，1週間あたりの推奨体重増加量の目安を示していないため，つわりなどの臨床的な状況を踏まえ，個別に対応していく。

お母さんと赤ちゃんの健やかな毎日は，からだと心にゆとりのある生活から生まれます

赤ちゃんや家族との暮らしを楽しんだり，毎日の食事を楽しむことは，からだと心の健康につながります。

（厚生労働省：妊産婦のための食生活指針；「健やか親子21」推進検討会報告書．2006．http://www.mhlw.go.jp/houdou/2006/02/h0201-3a.html より引用）

MEMO

Ⅱ章

母乳育児の利点

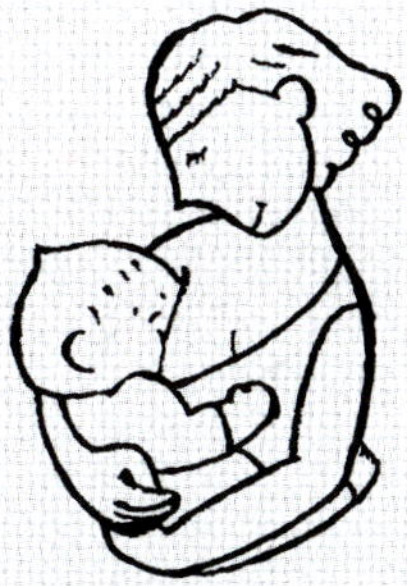

感染防御

母乳育児が急性中耳炎，胃腸炎，気道感染症など幅広く感染症を防御することは，先進国においても変わりません[1)]。この効果は完全母乳育児のほうが高く，また，期間が長いほうが高いことも示されています。母乳育児の継続は感染防御の面からも望ましいことなのです。

神経運動発達の向上

近年の報告では，母乳で育てられた子どものIQや発達スコアの上昇に母乳が関与しているという論文[2)-4)]が散見されます。このうち文献２と４では，母乳育児期間が長いほどIQが高くなる[2)]，もしくは発達スコアがよくなると報告[4)]しています。システマティックレビューにおいても，母乳育児は子どものIQや発達スコアをよくするであろうと結論づけています[1)]。

肥満予防

完全母乳育児期間が長くなることで過体重や肥満のリスクが低下することが前方視的検討で示されています。Oddyらは，少なくとも生後４週間母乳だけで育った子どもは，生後４週間人工乳を与えられた子どもより，生後52週時点で体重が軽いことを報告[5)]しています。Rzehakらは，生後４カ月時点で完全母乳育児であった子どもは，混合栄養や人工栄養であった子どもと比べて，６歳時点でわずかではあるが過体重である子どもが減ることを報告[6)]しています。Kaliesらは，母乳育児期間が６カ月未満だった子どもは，６カ月以上だった子どもに比べて，２歳時点の体重が重くなると報告[7)]しています。

システマティックレビューでも長期間の母乳育児は子どもの過体重や肥満に対して予防効果があるだろうと結論づけています[1)]。

母乳育児期間と過体重リスクが逆相関であることを示している報告[7)-9)]も出されています。

食育への利点

母乳の甘さや食感，粘稠度や口腔内への広がり方はお母さん一人ひとりで異なります。母乳から経験するにおいの強さやタイプは，お母さんが摂取した食物や飲み物によって決まるため，子どもは独自の経験を築いていきます。妊娠中から授乳中に，女性は自分の健康のためにも幅広く食物を摂取することが大切ですが，同時に子どもは，母乳を介していろいろな味やにおいを経験できるため，食育にもプラスとなります。また，母乳育ちの子どもは野菜や果物を食べて，スナック菓子などを好まない傾向にあるといわれています（p40，コラム参照）。

このように子どもは，母乳を飲むことで家族がよく食べる食材に慣れていきます。子どもは自分が経験したことのある味を好むため，お母さんが普段食べている食材を用いて離乳食（補完食）をつくると，子どもは受け入れやすくなります[10]。

母乳育児期間と母親の学歴の程度によって，食生活（**図Ⅱ-1**）やテレビ視聴（**図Ⅱ-2**）に影響があるともいわれています。

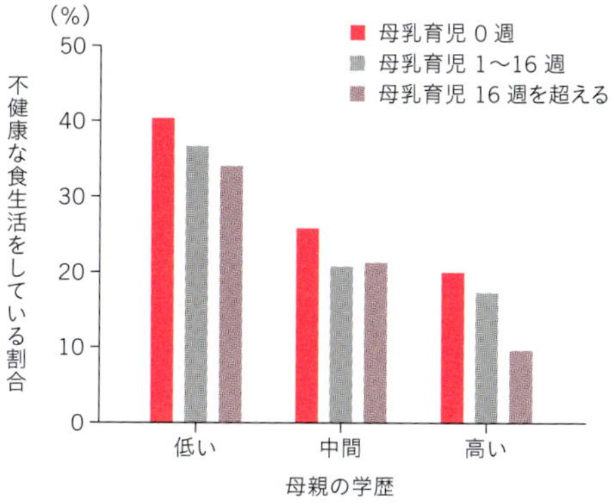

図Ⅱ-1 母乳育児期間と母親の学歴の程度における，7歳児の不健康な食生活（スナック菓子はよく食べるが，果物と野菜はあまり食べない）をしている割合

〔Scholtens S, Brunekreef B, Smit HA, et al : Do differences in childhood diet explain the reduced overweight risk in breastfed children? Obesity (Silver Spring) 16(11) : 2498-2503, 2008. より引用〕

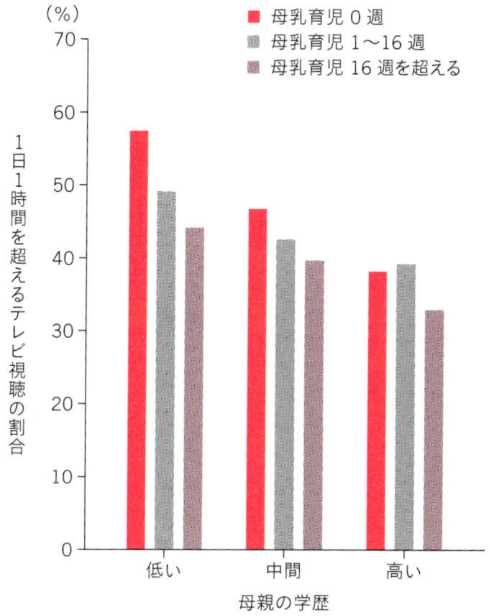

図Ⅱ-2 母乳育児期間と母親の学歴の程度における，7歳児の1日1時間を超えるテレビ視聴の割合

〔Scholtens S, Brunekreef B, Smit HA, et al : Do differences in childhood diet explain the reduced overweight risk in breastfed children? Obesity (Silver Spring) 16(11) : 2498-2503, 2008. より引用〕

column

母乳育ちの子どもは野菜や果物を食べて，スナック菓子などを好まない傾向にある

①母乳育児期間と4歳と7歳時の果物・野菜摂取の関連を調べたブラジルでの研究[1]によると，産後6カ月間は毎月栄養方法を調査し，1歳までは2カ月に1回，その後は4歳と7歳のときに調査を行った。その結果，週に5回以上食べていたのは，果物60％，野菜45％で，4歳と7歳の小児の野菜摂取は生後12カ月以上母乳で育てられていた小児のほうが多かった。しかし，完全母乳育児期間は野菜の摂取と有意な関係はみられなかった。果物の摂取に関しては，母乳育児期間・完全母乳育児期間とも関係はなかった。したがって，母乳育児を長期間続けることは子どもが4歳と7歳になったときの野菜摂取にプラスの作用があると結論づけられた。

②Perrineらは，米国において1,355人の子どもを対象に，母乳育児期間と6歳のときの食事内容を調べた（図）。12カ月以上母乳を与えられた子どもは，6歳児の平均野菜摂取量よりも多い量の野菜を食べていた。この研究結果では，母乳育児期間が長いほうが，母乳を与えられなかった，または，3カ月未満の母乳育児期間であった子どもよりも果物の摂取も増えていた。

③De Kroonらはオランダにおいてバースコホート研究[2]を行った。その研究では，2004～2005年に出生した822名の小児を追跡調査したところ，母乳育児期間が長いほどBMIは低値であった。また完全母乳育児期間は，朝食を最低週5回食べる，スナック菓子を食べる回数が週2回未満と関連していた。"野菜を毎日食べる"という項目についても交絡因子を除外する前は完全母乳育児期間と関連があったが，交絡因子を考慮すると有意差はなくなった。

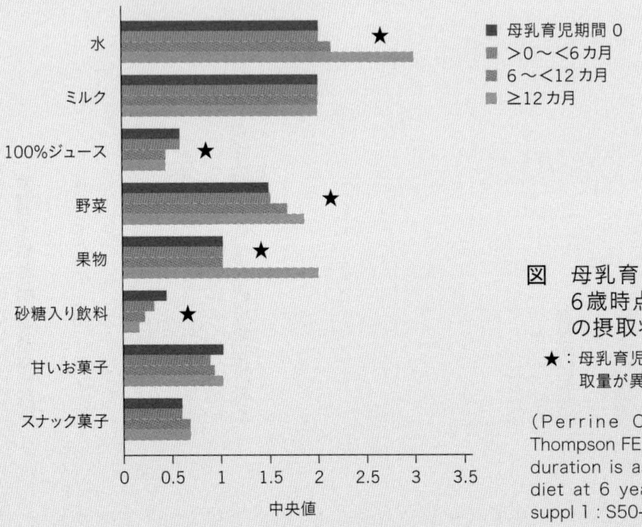

図　母乳育児期間別にみた，6歳時点での食物や飲料の摂取状況

★：母乳育児期間によって有意に摂取量が異なることを示す。

（Perrine CG, Galuska DA, Thompson FE, et al : Breastfeeding duration is associated with child diet at 6 years. Pediatrics 134 suppl 1 : S50-S55, 2014. より引用）

■文献

1) Soldateli B, Vigo A, Giugliani ER : Effect of pattern and duration of breastfeeding on the consumption of fruits and vegetables among preschool children. PLoS One 11(2) : doi : 10.1371/journal.pone.0148357, 2016.
2) De Kroon ML, Renders CM, Buskermolen MP, et al : The Terneuzen Birth Cohort. Longer exclusive breastfeeding duration is associated with leaner body mass and a healthier diet in young adulthood. BMC Pediatr 11 : 33, 2011.

完全母乳育児の子どもに離乳食（補完食）を始める時期

アイスランドで行われた前方視的検討[11]によると，完全母乳育児6カ月間の場合と，完全母乳育児は4カ月間までとして離乳食（補完食）を生後5カ月から開始した場合，生後8，10，12，18，29～38カ月で測定した体重・身長・頭囲・BMIに有意差はありませんでした。したがって，生後4カ月間の完全母乳育児であっても，6カ月間の完全母乳育児と比べて小児期早期の過体重にはならないと結論づけました。

鉄に関する懸念材料

臍帯結紮を遅らせることは生後6カ月間，子どもの鉄を維持するために有効であることが示されています[12]。しかし，わが国では黄疸が増強するかもしれないという懸念材料があり，積極的には推奨されていません。

生後6カ月間母乳だけで育った子どもは，4カ月間完全母乳育児でその後母乳に加えて少量の離乳食を始めた子どもと比べて，体重・身長・頭囲に有意差はありませんでしたが，一方，血清フェリチン濃度は低かったのです（70.0 ± 73.0 μg/L vs 43.0 ± 50.0 μg/L）[13]。離乳食を開始した子どもたちがどこから鉄を摂取しているかを調査したところ，2/3はシリアルでした。鉄強化のシリアルを与えるよう推奨している米国の子どもたちですら，生後5カ月の時点で摂取している鉄の量は非常に少ないことがわかりました（6～11カ月児の推奨量の8％）。それでも，生後5カ月から離乳食を開始した子どものほうが血清フェリチン値は高かったのです。

本章についての詳細は，『よくわかる母乳育児』改訂第2版，第1章[14]を参照ください。

■文献

1）Hörnell A, Lagström H, Lande B, et al : Breastfeeding, introduction of other foods and effects on health : a systematic literature review for the 5th Nordic Nutrition Recommendations. Food Nutr Res 57, doi : 10.3402/fnr.v57i0.20823, 2013.

2）Jedrychowski W, Perera F, Jankowski J, et al : Effect of exclusive breastfeeding on the development of children's cognitive function in the Krakow prospective birth cohort study. Eur J Pediatr 171(1) : 151-158, 2012.

3）Oken E, Østerdal ML, Gillman MW, et al : Associations of maternal fish intake during pregnancy and breastfeeding duration with attainment of developmental milestones in early

childhood : A study from the Danish National Birth Cohort. Am J Clin Nutr 88(3) : 789-796, 2008.
4) Whitehouse AJ, Robinson M, Li J, et al : Duration of breast feeding and language ability in middle childhood. Paediatr Perinat Epidemiol 25(1) : 44-52, 2011.
5) Oddy WH, Scott JA, Graham KI, et al : Breastfeeding influences on growth and health at one year of age. Breastfeed Rev 14(1) : 15-23, 2006.
6) Rzehak P, Sausenthaler S, Koletzko S, et al : Period-specific growth, overweight and modification by breastfeeding in the GINI and LISA birth cohorts up to age 6 years. Eur J Epidemiol 24(8) : 449-467, 2009.
7) Kalies H, Heinrich J, Borte N, et al : The effect of breastfeeding on weight gain in infants : Results of a birth cohort study. Eur J Med Res 10(1) : 36-42, 2005.
8) De Kroon ML, Renders CM, Buskermolen MP, et al : The terneuzen birth cohort : Longer exclusive breastfeeding duration is associated with leaner body mass and a healthier diet in young adulthood. BMC Pediatr 11 : 33, 2011.
9) Durmuş B, van Rossem L, Duijts L, et al : Breast-feeding and growth in children until the age of 3 years : The Generation R Study. Br J Nutr 105(11) : 1704-1711, 2011.
10) Forestell CA, Mennella JA : Early determinants of fruit and vegetable acceptance. Pediatrics 120(6) : 1247-1254, 2007.
11) Jonsdottir OH, Kleinman RE, Wells JC, et al : Exclusive breastfeeding for 4 versus 6 months and growth in early childhood. Acta Paediatr 103(1) : 105-111, 2014.
12) Chaparro CM, Neufeld LM, Tena Alavez G, et al : Effect of timing of umbilical cord clamping on iron status in Mexican infants : a randomised controlled trial. Lancet 367(9527) : 1997-2004, 2006.
13) Jonsdottir OH, Thorsdottir I, Hibberd PL, et al : Timing of the introduction of complementary foods in infancy : A randomized controlled trial. Pediatrics 130(6) : 1038-1045, 2012.
14) 水野克己, 水野紀子, 瀬尾智子 : 母乳育児のメリット. よくわかる母乳育児, 改訂第2版, へるす出版, 東京, 2012, pp14-31.

Ⅲ章

離乳食(補完食)を始めよう!

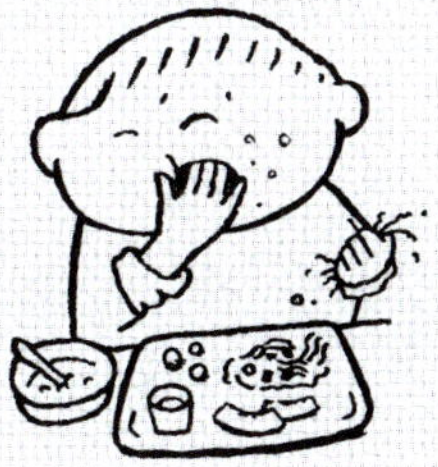

基礎編

必要な栄養を適切にとる主要な目的は，子どもの成長のためです。“食べること”は栄養摂取の重要な一部ですが，家族の愛情を受ける場，いろいろな決まりを学ぶ場としても大切です。“食べる”ことのもう一つの大きな目的は，摂食機能の獲得と適正な食行動を獲得することです。

授乳するときには，お母さんと赤ちゃんは見つめ合い，言葉をかけながらという，飲むことにプラスの行為が含まれます。食べるときも顔を見ながら，お話ししながらといった楽しみというプラスの行為を取り入れていくことが大切です。家族の食事とともに離乳食をつくることで，手軽で健康的というだけでなく，家庭の味を経験することにもなります。市販のベビーフードを与えることは手軽で簡単かもしれませんが，旬の食材を用いて手づくりすることで栄養がしっかりととれ，季節感を感じることにもつながります。

母乳（人工乳）を与えながら“補完食”が必要となる理由

WHO（世界保健機関）／UNICEF（国連児童基金）では，生後6カ月間は母乳だけで赤ちゃんを育てることを推奨しています。では，6カ月以降の栄養についてはどのように考えればよいでしょうか。

海外では「離乳食（weaning foods）」という表現に対して，「補完食（complementary foods）」という表現を使うことが一般的になってきています。これは「母乳を飲んでいる赤ちゃんが食べることによって得る栄養は，母乳から離れる（離乳）ことを前提としたものではなく，母乳の栄養を補完するものである」ということを意味しています。汎米保健機構の『Guiding Principles for Complementary Feeding of the Breastfed Child』[1)]によれば，「補完食とは，母乳だけでは乳児の栄養所要量が満たされなくなり，母乳を飲ませつつ，母乳以外の固形物や液体によっても栄養をとることが必要になり始める過程」と定義され，対象となる年齢は「一般的には生後6カ月～2歳くらいまで」とされています。つまり，2歳までの主要な栄養源は母乳であることを意味しています。

以上をふまえて，本書では以降，“離乳食”ではなく“補完食”という言葉を用いて説明していきます。

表Ⅲ-1　1gあたりのエネルギー，たんぱく質

	エネルギー（kcal）	たんぱく質（g）
母 乳	0.7～1	0.01
米（ふつうのごはん） （10倍がゆ）	1.3 0.3	0.25 0.005
食パン	2.6	0.09
じゃがいも	0.76	0.015
さつまいも	1.3	0.012
うどん	1	0.026

（簡単！ 栄養and カロリー計算：栄養素別食品一覧．http://www.eiyoukeisan.com/calorie/nut_list/protein.html を参考に作成）

いくら母乳が完璧な栄養源といっても，子どもの成長に必要な栄養素やエネルギーを何年にもわたって提供できるわけではありません。多くの栄養素は母乳だけでは足りなくなります。そのため，母乳だけでは足りなくなる栄養素を含む食事を与えることが必要になります。そこで，「母乳だけでは足りなくなる栄養素とは何か」「どのような食材がその栄養素を豊富に含むのか」について母親に伝えなければなりません。その際には，その食材を“食べさせなければならない”と受け取られないように，楽しく補完食をつくって，赤ちゃんとの食事の時間を楽しむことができるような情報提供の方法が大切になってきます。

もちろん，母乳は赤ちゃんにとって重要な栄養源であることに変わりはありません。例えば，生後6～8カ月で必要とするエネルギーの約70％，生後9～11カ月で必要とするエネルギーの55％，そして生後12～23カ月で必要とするエネルギーの約40％は母乳から得ることができます。仮に，1歳になったから母乳をやめようというのであれば，母乳から得られる40％相当のエネルギーを余分に食べさせる必要が出てきます。しばしば「食が細いのは母乳を与えているからなので，母乳を与えることはやめなさい」という“指導”がなされます。たしかに母乳を飲むことは食事の一部であるため，そのぶん食べなくてもよいことになります。バランスよく栄養を含む母乳はフランス料理のフルコースにもたとえられます。このフルコース1食分を取り去るよりも，うまく利用して食べられるように考え方を変えてみてはいかがでしょうか。子どもが1歳を過ぎたとしても，母乳がたんぱく質，ビタミン，ミネラル，必須脂肪酸の重要な供給源であることは医学的に明らかです。実際に，多くの食べものよりも1mLあたりのエネルギーが多く，栄養価も高いのです（**表Ⅲ-1**）。例えば，10倍がゆに脂質はほとんど含まれておらず，エネルギーやたんぱく質の面からも母乳の代わりにはなりません。

補完食を生後５～６カ月から始める理由

【ポイント】

- 生後６カ月を超えると，鉄・亜鉛・リン・マグネシウム・カルシウム・ビタミンB_6は補完食から摂取する必要がある。
- ビタミンA，葉酸，ビタミンB_{12}，ビタミンC，ヨウ素，セレンは，１歳までは母乳だけで補える。
- ビタミンDは母乳中に少ないが，日光にあたることで赤ちゃんの必要量は満たされる。

健康な正期産児は生後６カ月間，母乳だけで元気に育つことができます。母乳は，高品質で消化しやすく，生物学的に利用しやすい理想的なたんぱく質濃度であるため，代謝による悪影響が最小限で，成長にも最適です。また母乳は，エネルギーとたんぱく質の比率が最適であるため，余分なエネルギーが脂肪として蓄積されることなく，たんぱく質が成長に使われます。多彩な食物やサプリメントをとっている母親の母乳中のビタミン濃度は子どもにとって適したものです。

生後５～６カ月より前に補完食を始めるリスク

1．乳児の消化吸収能力の発達面から

生後数カ月の間は，糖質，脂肪，たんぱく質，すべてにおいて消化能力が低い状態です。その理由の一つとして，消化酵素の活性が低いことが関係しています。これら

column

イオン飲料や麦茶は必要？

ドラッグストアの棚には，「生後１カ月から」と書かれた麦茶やジュースが並び，乳児用イオン飲料は，乳児の健康を増進するかのように広告されています。しかし，生後６カ月までに母乳以外のものを飲ませると，そのぶん母乳の摂取量が減り，母乳から得るべき栄養や免疫が得られなくなり，赤ちゃんに不利益が生じる可能性があります。先進国でも，果汁や乳児用イオン飲料などを大量にとることにより，母乳や育児用人工乳の摂取不足が起こることがあります。果汁には栄養的な価値はなく，また，赤ちゃんが甘いものを好むようになったり，う歯（虫歯）の原因になったりする可能性もあるので，注意が必要です。

の消化酵素は，２歳までには十分な活性をもつようになります。生後しばらくの間，“たんぱく質をすべて消化してしまわないようにする”のには理由があります。それは，母乳にはホルモンや免疫物質が含まれていて，赤ちゃんの成長・発達を助けてくれるからなのです。すべて消化されてしまったのでは，赤ちゃんはたくさんの恩恵を受けられなくなります。母乳以外のものを食べても十分に消化できないため，赤ちゃんの消化管に負担がかかることになります。さらには，十分に分解されないままのたんぱく質が腸管より吸収されると，アレルギーの発症リスクを高めることにもつながります（「もっと詳しく！ アレルギーと補完食」参照）。

2. 感染防御の面から

母乳育児が感染を防御することについては，発展途上国のみならず，先進国においても多く報告されています。生後６カ月間，母乳だけで赤ちゃんを育てることが勧められている大きな理由の一つに感染予防効果があげられます。補完食の開始により，いろいろな細菌が体内に入る可能性が増えるため，なおさら母乳育児を継続することが感染防御の面からも望ましくなります。

3. 摂食嚥下機能の発達面から

a. 摂食嚥下に関連する構造に問題がないこと
b. 機能的な異常がないこと
c. 食べる意欲，すなわち食欲があること

上記ａ～ｃのいずれもが月齢に応じて発達していくものであり，乳汁以外の食物を開始する場合は，乳児の発達に見合ったものを与えることが望まれます。生後しばらくは，母乳の摂取に適したさまざまな反射があるため，赤ちゃんはスプーンを口に入れても押し出すことが多くなります（生後４カ月までは，固形物を口腔外に舌で押し

もっと詳しく！

アレルギーと補完食

生後４カ月未満に補完食を始めた場合，アレルギー疾患の発症頻度が高まるといわれています。これは，消化吸収機能が未熟なためです。消化能力の未熟性により抗原性の強い不消化なたんぱく質が腸管内に多数存在すること，また，腸管粘膜が未熟なため透過性が亢進しており，不消化なたんぱく質もそのままの形で容易に血管内に取り込まれてしまうのです。

出す反射がみられます＝押し出し反射）。逆に，吸啜反射が残っている時期にスプーンを口に入れると，スプーンに吸いついてしまうかもしれません。また，身体を維持できるくらいの発達がみられることも重要です。坐位を保てない状態であるにもかかわらず，粘度の高い食品を摂取することは誤嚥の危険性にもつながります。

食べる意欲を赤ちゃんが明確に示し始めるのも，生後５～６カ月ごろからです。このころになると，口からスプーンを引き抜くと下唇を引っ込めるようになり，食べものを口の中に保持して飲み込むようになります。

以上の点から，生後５～６カ月になったら補完食を開始する準備ができていることがわかります。ただし，食べる準備ができていても，このころは食べたいという気持ちになっていなければ食べないことも多いものです。そのようなときに無理やり食べさせようとすると，かえって逆効果になります。食べたくないときのサインもしっかり見極められるように情報を提供しましょう。食べたくないときのサインとしては，身体をのけぞらせる，横を向く，食べものを口から出す，唇を閉じる，食べもので遊ぶなどの行動があります。このサインを出しているときにがんばって食べさせようとするのは，かえって食べるのを難しくしてしまうかもしれません。食べはじめの時期は，規則正しく時間を決めて食べさせるよりも，食べる意欲があるとき（空腹のとき）に食べさせるようにするとよいでしょう。

生後５～６カ月になったら補完食を始めたほうがよい根拠

1．栄養所要量の面から

日本人乳児の栄養所要量〔厚生労働省：日本人の食事摂取基準（2015年版）の概要〕は，以下のように示されています。

生後６～８カ月	男児	650 kcal / 日
	女児	600 kcal / 日
生後９～11カ月	男児	700 kcal / 日
	女児	650 kcal / 日

補完食は，栄養（エネルギー）の補給のみを考えると，母乳よりも単位体積あたりのエネルギーが多いものでなくては意味がないことになります。以下に述べる子どもの消化吸収機能の発達面から考えると，生後６カ月以降に始めることが理にかなっています。また，上記の栄養所要量はあくまでも平均的な目安であり，子どもが必要とする総エネルギー量は子ども個人により，また子どもの状況により異なることを忘れてはなりません。

2. 補完食におけるたんぱく質の必要性

たんぱく質は身体のいろいろな臓器をつくるのに必要です。成長過程の乳児には体重あたりに必要とするたんぱく質は多くなります（3～5歳の一日のたんぱく質推奨量は25ｇ/日）。一方，生後6～8カ月で6.1g/日，生後9～11カ月で17.9g/日と母乳からのたんぱく質摂取が減るにつれて食事からとることが求められます。

3. 微量元素からみた補完食の必要性

鉄を含めて多くの微量元素は，妊娠の最後に赤ちゃん（胎児）に届けられます。そのため，予定日より2週間以上早く生まれた赤ちゃんの場合は，意識して微量元素を補完する必要があります。妊娠38週より前に生まれた場合は40週で生まれた場合より微量元素の備蓄が少ないため，早めになくなってしまいます。生後5カ月くらいから意識をして，6カ月には鉄や亜鉛を含んだ食材が食べられるように準備をしておきましょう。

鉄（推奨量）	5mg/日
亜鉛（推奨量）	3mg/日
カルシウム	128mg/日
マグネシウム	46mg/日
リン	183mg/日

■ 補完食における鉄の必要性

鉄が不足することの影響：鉄が不足すると貧血になるだけでなく，認知能力の低下，運動障害，社会性や情緒発達に影響を与える可能性もあります[2)]。鉄は神経の髄鞘形成や化学伝達物質産生のために大切です。

胎児期の鉄貯蔵：鉄は胎児期に胎盤を通して母親から胎児へと移行します。鉄は血液中に多く含まれています（血液1mLあたり0.4mg）。そのため，生まれたときに血液を多くもらっておくと，鉄貯蔵も増えるわけです。

欧米諸国では臍帯結紮を遅らせるなど，できるだけ赤ちゃんに鉄の源となる血液を与えられるように配慮しています。しかし，わが国では黄疸が多いこともあり，臍帯結紮を遅らせていません。つまり，生まれたときの鉄の貯蔵は欧米より少ないと考えられます。また，わが国では出生体重が2,500g未満である赤ちゃんが10％を超えており，鉄欠乏に対する対策は重要な課題といえます。臍帯結紮を遅らせないのであれば，鉄を含む食材はせめて早くから摂取できるように，補完食に組み込む必要があります。

ただし，やみくもに赤ちゃんに鉄を投与すると，ラクトフェリンを飽和させ，抗炎症作用（炎症を抑える作用）が低下します。そのため，細菌が増殖しやすくなるかもしれません。

鉄を含む食材：鶏レバー（9.0mg/100g），レバーペースト（7.7mg /100g），パセリ（7.5mg/100g），卵黄（6.0mg /100g），納豆（3.3mg /100g），ひじき（55mg /100g），煮干し（18mg /100g），干しえび（15mg /100g）

※鉄はビタミンCを多く含む食材や動物性のたんぱく質と一緒に摂取することで吸収率が上がります（p17，表Ⅰ-4参照）。

■ 補完食における亜鉛の必要性

亜鉛が不足することの影響：初乳には亜鉛が，成乳の８倍含まれます。亜鉛はいろいろな酵素活性に関与するだけでなく，免疫機能にも必要となります。成乳の亜鉛濃度は人工乳よりも低いですが，吸収がよいため正期産児では通常，生後６カ月までは不足することがありません[3)]。しかし，生後６カ月以降も母乳だけで育てていると亜鉛不足（**写真Ⅲ-１**）になることもあるため，補完食からも亜鉛を摂取することが望まれます。また，早産児は亜鉛の体内蓄積量が少ないので，補充が勧められています[4)]。

もっと詳しく！

鉄のホメオスターシス

ホンジュラスとスウェーデンで行った研究[1)-3)]によると，母乳だけで育っている赤ちゃんに生後４カ月から毎日体重１kgあたり１mgの鉄を与えたところ，生後６カ月時点でのHb（ヘモグロビン）が上昇したそうです。しかし，生後９カ月に再び検査したところ，６カ月のときにHbが低かった赤ちゃんでは生後６～９カ月にかけてHbの上昇を認めましたが，生後６カ月のときにHbが正常であった場合，生後９カ月時点では変化がなかったということです。鉄の吸収率は，生後６カ月までは鉄を投与している赤ちゃんとそうでない赤ちゃんに差がありませんが，生後９カ月になると鉄を投与していない赤ちゃんのほうが約２倍鉄の吸収率がよくなったということです。つまり，鉄のホメオスターシスが可能となるのは生後６カ月以降ということになります。

■文献

1）Domellöf M, Cohen RJ, Dewey KG, et al : Iron supplementation of breast-fed Honduran and Swedish infants from 4 to 9 months of age. J Pediatr 138(5):679-687, 2001.

2）Domellöf M, Lönnerdal B, Dewey KG, et al : Sex differences in iron status during infancy. Pediatrics 110(3):545-552, 2002.

3）Dewey KG, Domellöf M, Cohen RJ, et al : Iron supplementation affects growth and morbidity of breast-fed infants: results of a randomized trial in Sweden and Honduras. J Nutr 132(11):3249-3255, 2002.

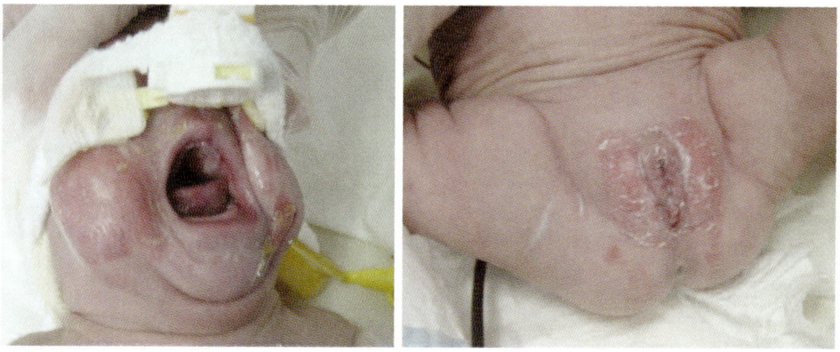

写真Ⅲ-1　亜鉛欠乏〔水谷佳世先生（亀田総合病院新生児科）のご厚意による〕

７カ月以上の乳児の栄養所要量は３mg/日です。

亜鉛を含む食材：鶏レバー（3.3mg/100g），牛肉（部位によって異なるが大体４～５mg/100g），卵黄（4.2mg/100g），たたみいわし（6.6mg/100g），プロセスチーズ（3.2mg/100g）

■補完食におけるカルシウム，リン，マグネシウムの必要性[5)-7)]

母乳中のカルシウム，リン，マグネシウムの濃度は母親の血中濃度に関係しません。母乳中のリン濃度は泌乳期が進むにつれて低下します。赤ちゃんの血清リン濃度は母乳中のリン濃度に比例するので，泌乳期が進むにつれて，赤ちゃんの血清中リン濃度は低下します。一方，赤ちゃんの血清中のカルシウム，マグネシウム濃度は生後，上昇します。母乳中のカルシウムやマグネシウムは人工乳と比べて吸収されやすく，カルシウムは70％，リンは95％，そしてマグネシウムは約90％が吸収されます。

4. 補完食におけるビタミンの必要性

日本人の母乳中のビタミン量を**表Ⅲ-２**に示します。

生後５カ月までは母乳だけでビタミンを摂取できますが，６カ月以降になると母乳に加え，補完食から摂取することが必要になります（**表Ⅲ-３**）。

望ましい補完食とはどのようなものか？

補完食は，母乳で不足する栄養を補うための食事です。成長期の乳児の食事摂取基準を満たすだけでなく，衛生的に貯蔵もしくは調理されたもので，安全である（病原体がない，有害な化学薬品や毒素がない）ことも必須です。手を清潔にし，清潔な食器・食具を使って与えましょう。薄味である（辛すぎない，甘すぎない），子どもが食べ

表Ⅲ-2　日本人の母乳中のビタミン量

★ ビタミンA	53μgRE/dL（424μgRE/日）
◎ ビタミンE	0.325mg/dL（2.6mg/日）
ビタミンD	8.0ng/dL（64ng/日） 400pg/mL=40ng/dL（40ng/dLとして0.3μg/日）*
ビタミンB_1	12.3μg/dL（0.1mg/日）
◎ ビタミンB_2	38.4μg/dL（0.3mg/日）
ビタミンB_6	5.7μg/dL（46μg/日）
ビタミンB_{12}	0.04μg/dL（0.3μg/日）
◎ 葉酸	6.2μg/dL（50μg/日）
パントテン酸	0.27mg/dL（2.2mg/日）
ビオチン	0.5μg/dL（4μg/日）
★ ビタミンC	5.1mg/dL（41mg/日）

（　　）内に母乳を1日あたり800mL飲む場合の摂取量を記す
★印は母乳のみで推奨量をクリアできるもの
◎印は推奨量の７割を母乳のみで摂取できるもの

*Greer FR, Hollis BW, Cripps DJ, et al : Effects of maternal ultraviolet B irradiation on vitamin D content of human milk. J Pediatr 105(3) : 431-433, 1984.

〔Sakurai T, Furukawa M, Asoh M, et al : Fat-soluble and water-soluble vitamin contents of breast milk from Japanese women. J Nutr Sci Vitaminol (Tokyo) 51(4) : 239-247, 2005. より引用〕

表Ⅲ-3　補完食から摂取するビタミンの必要量

	0～5カ月児の摂取目安量	6カ月以降に必要な摂取量
脂溶性ビタミン	●ビタミンA　：300μgRE/日 ：（最大600まで） ●ビタミンD　：2.5（5）μg/日 ●ビタミンE　：3mg/日 ●ビタミンK　4μg/日	●ビタミンA　：400μgRE/日 ：（最大600まで） ●ビタミンD　：5μg/日 ●ビタミンE　：3.5mg/日 ●ビタミンK　7μg/日
水溶性ビタミン	●ビタミンB_1　：0.1mg/日 ●ビタミンB_2　：0.3mg/日 ●ビタミンB_6　：0.2mg/日 ●ビタミンB_{12}　：0.4mg/日	●ビタミンB_1　：0.3mg/日 ●ビタミンB_2　：0.4mg/日 ●ビタミンB_6　：0.3mg/日 ●ビタミンB_{12}　：0.6mg/日 ●葉酸　：65μg/日 ●パントテン酸　：5mg/日 ●ビオチン　：10μg/日 ●ビタミンC　：40mg/日

※（　）内は日照を受ける機会が少ない乳児の目安量

やすい，子どもに好まれる，材料を地域で入手できる，準備しやすいなども大切なことです。

column

生後5～6カ月に補完食を始めるほうがアレルギー予防につながるのか？

両親や兄・姉にアレルギー疾患（花粉症は除く）のある人がいると，下の子がアレルギーに罹患するリスクがあるといわれています。以前は，卵，小麦などアレルギーの原因となる食物は遅らせて与えたほうがよいといわれていましたが，これらの食べものを遅らせることの利点はないようです。むしろ，アレルギー疾患の専門家は，リスクのある赤ちゃんであっても，補完食を始める適切な時期である生後5～6カ月から食べ始めることを推奨しています。

昨今，食物アレルギーが注目され，医療者のなかでも，母乳以外のものは1歳までは与えないほうがよいという考えが出てきました。いろいろな情報が錯綜しているため，さらにお母さんたちを悩ませています。「卵を食べられるのか」「卵を与えるとアレルギーになるのではないか」などアレルギーに関する不安をもっているお母さんは少なくありません。

現在わかっている最善のアレルギー予防についてみていきましょう。

- 食物アレルギーに関しては，抗原除去でなく，安全な範囲で抗原の経口摂取を行うことで耐性を獲得する可能性があります。特異的IgEは感作の状態を示しますが，感作抗原を摂取しても症状が出ない場合もあります（＝食物除去は不要）。
- 必要以上の安易な食物除去は経口免疫寛容の機会を奪い，アレルギーを増強する可能性があります。
- 皮膚からの抗原曝露により感作が生じ，抗原の経口摂取により耐性を得ます[1)]。
- 固形食の開始を遅らせることで喘息やアトピー性皮膚炎が予防できるわけではありません[2)]。むしろ，卵や牛乳の摂取を遅らせることでアトピー性皮膚炎が1.6倍増加するという報告[2)]もあります。
- 補完食を開始する臨界期は生後4～6カ月です。生後4カ月以前に開始するのは腸管免疫が確立していないため，アレルギーが増加します。補完食を遅らせることは，かえって腸内細菌叢への影響やアレルゲン曝露の遅れにより免疫寛容が得にくくなります。
- 好ましい腸内細菌叢の獲得に加えて，母乳育児を継続することで免疫寛容が獲得しやすくなります。
- 即時型食物アレルギーを誘発しやすい食品が血液検査ですでに陽性とわかっている場合は，補完食に用いる際に医師と相談しましょう。
- 補完食開始の遅れは，5歳時の食物や吸入抗原に対する感作を増やすという報告[2)]や，牛乳，鶏卵，小麦を早期に摂取開始することで，これらの食物アレルギーが減るという報告[3)4)]もあります。

■文献

1) Lack G : Epidemiologic risks for food allergy. J Allergy Clin Immunol 121(6) : 1331-1336, 2008.
2) Zutavern A, von Mutius E, Harris J, et al : The introduction of solids in relation to asthma and eczema. Arch Dis Child 89(4) : 303-308, 2004.
3) Vickery BP, Scurlock AM, Jones SM, et al : Mechanisms of immune tolerance relevant to food allergy. J Allergy Clin Immunol 127(3) : 576-584, 2011.
4) Nowak-Węgrzyn A, Sampson HA : Future therapies for food allergies. J Allergy Clin Immunol 127(3) : 558-573, 2011.

実　践　編

補完食をつくる前に気をつけること

冷蔵庫に食材を保存することは普通のことです。赤ちゃんが食べる食材を入れることも増えるので，普段から冷蔵庫の中を清潔にしておきましょう。調理した後にすぐに食べさせないものは冷蔵庫に保存します。保存する場合は蓋をしたり，ラップフィルムで包んでおきます。肉（牛・豚・鶏など），卵，魚は調理後24時間以内に食べ，新鮮な食材を調理したものは２日以内に食べましょう。２時間以上室温に置かれていた食べものは捨てます。味は変わらなくても有害な細菌が繁殖している可能性があります。

赤ちゃん用に食べものを冷凍するときは，１回ごとに使い切る大きさにして冷凍すると便利です。フリーザーバッグに入れて保存する場合には日付を記載し，１カ月以内に使い切るようにしましょう。なお，食べものを入れたフリーザーバッグは，使いまわしをしないようにしましょう。

冷蔵・冷凍していた食べものを赤ちゃんに与えるときは必ず火を通します。冷凍していた食べものは冷蔵庫内や，冷たい流水で解凍します。室温の状態で放置してはいけません。冷凍庫から冷蔵庫に移した場合は48時間以内に使いましょう。肉（牛・豚・鶏など），魚であれば24時間以内に使い切ります。この食材を赤ちゃんが食べ残した場合は捨てます。

これらの注意を守っていれば，家庭でつくる補完食はベビーフードとして売られているものと栄養的には同等で，より経済的になります。また，家庭でつくることで，よりバラエティに富んだ食材を使うことができますし，食感を変えることもできます。生後８カ月になれば，よりしっかりした食感の食べものをつくるとよいでしょう。

補完食に取り入れたい食品

家庭で通常，食べる主食はつぶすことができます。わが国では10倍がゆをつぶして与えることが多いのですが，そのときの粘度はスプーンを傾けても滑り落ちない程度を目安とします（「10倍がゆのつくり方」参照）。海外では麺，さつまいも，じゃがいも，とうもろこし，パンなどいろいろな食品が主食として用いられています。このように主食となるものは，多くがでんぷんで，赤ちゃんにエネルギーを供給することが主な目的となります。穀類はたんぱく質を，また，新鮮な根菜（じゃがいもなど）はビタミンCを提供することもできます。ただし，鉄や亜鉛，カルシウムといった“微量元素”を赤ちゃんに与えることはできません。つまり，赤ちゃんが十分な栄養素を取り入れるためには，主食と一緒に鉄，亜鉛，カルシウムなどを含むほかの食品を取り入れることが大切です。

では，主食と組み合わせて与える食品としては，どのようなものがよいでしょうか。

10倍がゆのつくり方

【材　料】

米　大さじ２　　水　300～400cc

【つくり方】

①洗った米と水を小鍋に入れて強火にかける。
②沸騰したらすぐに弱火にし，ふたを少しずらして置き，吹きこぼれないように注意しながら30分ほど炊く。
③火を止めたらふたをし，10分ほどむらす。
④粗熱がとれたら，裏ごしをしてペースト状にする。

【材　料】

ごはん　60g　　水　300～350cc

【つくり方】

①小鍋にごはんと水を入れて弱火にかけ，焦がさないように時々混ぜながら30分ほど煮る。
②ごはんがふっくらとしたらふたをして８分ほどむらす。
③粗熱がとれたら，裏ごししてペースト状にする。

※両方とも冷凍が可能なので，多めにつくって冷凍しておくと便利です。

離乳後期（9～11カ月）におすすめ“じゃがいもと納豆のおやき”

皮をむいたじゃがいもを適当な大きさに切って耐熱容器に入れます。お湯で洗った納豆（ひきわり）と混ぜて，マッシュします。なめらかになったら納豆のたれを少しと片栗粉を混ぜてフライパンで両面を焼きます。お母さんも一緒に手づかみ食べしましょう。これにひじきを加えると鉄分もさらにアップします。

豆類，種実類

豆類（エンドウ，ソラマメなど），種実類（ごま*1など）はよいたんぱく質源になります。油分に富んでいるので，エネルギー源にもなります。しかし，ビタミンＡを含まず，乾燥させるとビタミンＣが失われます。

穀物と同様，豆類と種実類は，鉄，亜鉛，カルシウムの吸収を阻害するフィチン酸*2を含んでいます。フィチン酸があるから全く吸収されないわけではありませんが，いろいろなものから鉄，亜鉛，カルシウムを摂取することが大切です。フィチン酸を減らすためにはエンドウやインゲン豆を水に浸して，その水を捨てるのもよいでしょう。大豆は水に浸してもフィチン酸は減りにくいようですが，納豆は発酵の過程ですでにフィチン酸が壊れています。納豆は身近な食材というだけでなく，鉄分も豊富に含んでいます。ねばねばが気になるという場合は熱湯をかけて粘り気をとってから，つぶしてもよいかもしれません。

＊1　ごまは，消化しにくかったり，アレルギーの原因になったりするので，開始する時期は離乳後期からがよいでしょう。また，初めてごまを与えるときは少量からにします。

＊2　フィチン酸：穀物の外側の層や，エンドウ，インゲン豆など豆類，種実類に含まれる物質。フィチン酸は，食品中の鉄，亜鉛，カルシウムと結合するため，これらの吸収を妨げます。ビタミンＣを含む食材をとることで，フィチン酸の影響を減らすことができます。

動物性食品

動物性食品（牛・豚・鶏，魚など。内臓，乳汁，卵を含む）はよいたんぱく質源です。肉や内臓は鉄と亜鉛の最もよい供給源でもあります（生の状態で，より赤い食品ほど多くの鉄を含んでいます）。鶏や牛の肝臓は鉄，ビタミンＡ，葉酸を豊富に含みます。乳製品や骨ごと食べる魚（小魚など）はよいカルシウム源になります。

緑黄色野菜と果物

いずれもビタミンＡを豊富に含みます。葉の緑色やオレンジ色が濃いほどビタミンＡが多く含まれています。ビタミンＣは動物性食品からの鉄の吸収を助けるため，果物や野菜を食事のときに食べるのは大切なことです。緑の葉は葉酸と鉄に富んでいますが，鉄の吸収率は低いので，ビタミンＣを含む食材と一緒に食べるようにしましょう。

ビタミンＡに富む野菜・果物：ほうれん草，小松菜，春菊，せり，にら，大根の葉，つまみ菜，チンゲンサイ，つるむらさき，野沢菜，モロヘイヤ，サラダ菜，サニーレタス，かぼちゃ，にんじん，さつまいも（黄色），トマト（赤色），ピーマン，パプリカ，おくら，マンゴー，パッションフルーツ，柿，びわ，あんず，スイカ（赤色）など。

ビタミンDに富む食材

ビタミンDの多くは皮膚で紫外線にあたることで産生されますが，食材から摂取するように意識することも大切です。2014（平成26）年に「母乳で育っている赤ちゃんではビタミンDの欠乏が多い」と報道され，話題となりました。お母さん自身もビタミンDを多く含む食材をとること，適度に日光にあたること，子どもも日光にあたること，そして補完食にはビタミンDを豊富に含むものを与えるようにしましょう。

ビタミンDを多く含む食材：しらす干し（10μg/100g），サケ（19.2μg/100g），サンマ（11.4μg/100g），カレイ（7.8μg/100g），ヒラメ（10.8μg/100g），卵黄（8.1μg/100g），干ししいたけ（16μg/100g）など。

油（大豆油など），脂肪（マーガリン，バターなど）は濃厚なエネルギー源となります。

大切な食べるタイミング・食べものの形態・食事環境

食べるタイミング

補完食を食べるタイミングは，はじめのうちは授乳の前でも，途中（右が終わって左に移る前など）でも，あとでもよいです。大切なのは落ち着いて食べられる状態であることです。

食べものの形態

赤ちゃんの学習程度に合わせて食べものの形態を考えましょう（母乳の出方はそれぞれ違いますが，赤ちゃんはそれに合わせて飲めるようになっていくのと同じです）。米国では，鉄を強化したライスシリアルやつぶした肉（pureed meats）が初めて食べる食品として好ましいと報告[8]されています。これらを食べることで鉄，亜鉛，たんぱく質などを効果的に摂取できます。シリアルは母乳と混ぜてつぶしてから与えると，赤ちゃんも受け入れやすいようです。わが国では，米やじゃがいもがこれにあたります。マッシュドポテトを母乳に浸したものなどは軟らかく湿り気があるので，受け入れやすいかもしれません。“なめらかにすりつぶした状態”が理想です。

また，小松菜，ほうれん草，豆腐など鉄を含む食材に加えて，鉄の吸収をよくするためにも，生後6カ月になったら100％果汁をコップで飲ませるとよいでしょう。白身魚（カレイ，ヒラメなど）やしらす干しからたんぱく質をとることも伝えましょう。

生後7～8カ月になったら，“舌でつぶせる硬さ”が目安になります。舌と上顎で食べものを押しつぶすとき，左右の口角が対称性に水平に引かれます。このころになると固形食の処理ができるようになります。細かく刻んだもの，軟らかくした塊状のものなど，指でつまむと簡単につぶれる硬さがよいでしょう。あんかけなどのようにとろみをつけると飲み込みやすくなります。食材としては，食パン，うどん，皮なしのうずら豆，サケ，マグロ・カツオなどの赤身魚，レバーペースト，わかめなどを使って必要な栄養素をとれるようにしましょう。口触り・食感がなかなか受け入れられないときもあると思われます。このようなときは少し時間をかけて口触りや食感を変えてみましょう。

生後９～11カ月になると，手づかみ食べが多くなります。指でつまんで力を入れるとつぶせるくらいの硬さがよいでしょう。食材としては，マカロニ，スパゲッティ，さといも，納豆，大豆，のり，ひじき，ひき肉，レバーなどです。

丸飲みをしてしまう場合のチェック：食べものの硬さはどうか，家族がよく噛んで食べているかを確認してみましょう。生後９～11カ月くらいの乳児は，まだ軟らかめのものが食べやすく，また，とろみがついていないとうまく噛めないものです。お茶や水を先に少し飲ませて喉を湿らせてから与えると，多少パサつきがある程度であれば対応しやすくなるでしょう。

食事環境

食べる準備をしているときに，赤ちゃんが追視をし，あやす（目を合わすなど）と笑っているときに始めるとよいでしょう。「食べること＝とても楽しいこと」を伝えましょう（テレビはつけずに赤ちゃんを見ながらみんなで食べる，笑顔・会話は言葉の発達にもつながります）。

具体的な補完食のすすめ方
アレルギーを過度に心配しないようにしよう

「アレルギーが心配！」というお母さんへ，どのようにして補完食をすすめていくか [9)]

乳児の食物アレルギーの原因で圧倒的に多いのは鶏卵です。食物アレルギーの原因食物の60％以上を占めます。次いで乳製品が約20％，小麦が約７％です。そのため，鶏卵，乳製品，小麦を食べさせるときには１種類ずつから始めます。１週間を経過しても問題がなければ，新しい食材を試してみるとよいでしょう。

「まずは乳児に味見をさせてから」ということでも構いません。明らかな症状が出なければ，少しずつ食材・食品を増やしながら食べさせてみます（はじめはティース

表Ⅲ-4　食物アレルギーを疑う症状

最も一般的なアレルギーのタイプは，原因となる食物を食べて数分から2時間以内に，以下の症状が現れます。

皮　膚	かゆみ，発赤，じんましん，むくみ
眼	かゆみ，涙が出る，発赤，まぶたが腫れる
鼻と口	くしゃみ，鼻汁，鼻のうっ血，舌が腫れる，金属の味がする
呼吸器	呼吸困難，咳，胸が締めつけられるような感覚，喘鳴，呼吸苦，喉のむくみやかゆみ，声がかれる，窒息感
循環器	めまい，脱力感，脈拍が弱い，頻脈，血圧低下
消化管	悪心・嘔吐，腹痛，下痢
神経系	不安，困惑

上記のような症状がみられた場合は，すぐにかかりつけ医を受診することが大切です。そのため，初めての食材を赤ちゃんに食べさせるときは平日の午前中にしましょう。初めての食材を食べたときにアレルギー症状がなければ，少しずつ増やしていきましょう。もちろん卵，乳製品，小麦，大豆など主要なアレルゲンとしてあげられている食材・食品に関しても同様です。牛乳は1歳まで飲ませないほうがよいのですが，ヨーグルトやチーズを食べさせることはできます。

プーン1～2杯から始めましょう)。

家族の食事と一緒に補完食をつくるときには，ほかの食材を加える前に赤ちゃんのぶんを取り分けておきます。例えば，鍋で野菜を煮る場合，赤ちゃんのぶんを取り分けてから卵を入れるとよいでしょう。煮た野菜に卵を入れた後に，野菜だけを赤ちゃんに食べさせても，卵のアレルギーがあると症状が出ることがあります。

赤ちゃんが新しい食材に対してどのような反応を示すのか，アレルギー反応も含めてよく観察することが大切です。アレルギー反応の症状が出たり，皮膚の紅潮があった場合は，次の食材に移る前にかかりつけ医に相談しましょう(**表Ⅲ-4**)。

もし，兄・姉に食物アレルギーがある場合や，コントロールが困難なアトピー性皮膚炎がある場合，これまでに食物アレルギーの既往がある場合には，新たにアレルゲン性の高い食材を始める前に，かかりつけ医に相談しておくとよいでしょう。

■ 具体的なすすめ方

初めて補完食を食べるときは単一の食材にしましょう。日本人であれば10倍がゆをつぶしたものが一般的です。

ごはんと数種類の野菜を食べさせたら，かつおだしの吸い物を試してみましょう。魚のアレルギーチェックにもなります。それに白身魚を加えていきます。さらに，薄

表Ⅲ-5　アレルギー症状を引き起こす物質（アレルギー物質）の表示対象品目

必ず表示される7品目	特定原材料：卵・乳・小麦・落花生・えび・そば・かに
表示が勧められている20品目	特定原材料に準ずるもの：いくら・キウイフルーツ・くるみ・大豆・バナナ・やまいも・カシューナッツ・もも・ごま・さば・さけ・いか・鶏肉・りんご・まつたけ・あわび・オレンジ・牛肉・ゼラチン・豚肉

※アレルギー物質の名称は，平成23～24年全国実態調査における発症数の多い順に記載。
（消費者庁：加工食品のアレルギー表示；食物アレルギーでお悩みの皆さまへ！ 平成26年3月改訂版．より引用）

味の味噌汁や，かつおだしの吸い物に醤油を少し加えてみます。大豆アレルギーのチェックにもなります。大丈夫であれば次に豆腐を食べさせるとよいのですが，絹ごし豆腐のほうが口当たりがよいので，おすすめです。新鮮な豆腐を熱湯に入れて，サッと茹で，冷ましてから食べさせましょう。生後7カ月に入ったら，納豆に熱湯をまわしかけてから食べさせてみましょう。ひきわり納豆がおすすめです。

食物アレルギーの原因食物

2002（平成14）年4月以降に製造・加工・輸入された加工食品にアレルギー症状を引き起こす物質（アレルギー物質）を表示する制度が始まっています（**表Ⅲ-5**）。

小麦：高熱で焼いたパンやクッキーでも小麦のアレルゲン性は低下しません。味噌，醤油は発酵の過程でたんぱく質が分解されるので，アレルギーを起こしにくくなっています。

乳製品：生後7～8カ月に入るころにはプレーンヨーグルトやカッテージチーズなどの乳製品を与えるのもよいでしょう。よいたんぱく質源になります。チーズは薄くスライスしたものや裂けるものが安全です。チーズの塊を食べさせると喉に詰まらせるおそれがあるので避けましょう。プロセスチーズはカッテージチーズと比べて塩分が多めのことがあります。

卵製品：食品の表示を見て，卵の記載があるものを与えてみましょう。70g程度の蒸しケーキ（卵黄1個，かぼちゃ50g，砂糖少々）を1/8～3/8個，次に半分といったように，少しずつ増やしてみてもよいでしょう。これでアレルギー反応がなければ，次に15分くらい茹でた卵の黄身を耳かき1杯程度の量で少しずつ増やしていき，そして玉子焼きなど全卵が食べられるようになったら，次は全卵で蒸しケーキをつくります（卵黄1個のかわりに全卵1/2個）。これも1/8～3/8個，次に半分といったように少しずつ増やしていきます。ベビーカステラを手づくりしてもよいでしょう。

生後７カ月くらいになったら，ほうれん草と卵の雑炊などをつくってみるのもよいですが，最初は卵黄だけを使いましょう。いり卵も食べさせやすいですが，量を徐々に増やしていくとよいでしょう。卵ボーロも生後７カ月のころから試してみてもよいかもしれません。

なお，プリンやババロアは加熱が不十分な鶏卵という位置づけとなり，卵白も多いため，食べさせるとしても１歳を過ぎてからになります（甘いので１歳未満の乳児には与えないようにします）。

母乳だけを飲んでいた子どもが家庭の食事をとるようになるまで；補完食のやさしいすすめ方

乳児期後半の赤ちゃんが母乳以外の栄養をとり始めることは，赤ちゃんの社会的・情緒的・行動的な発達において新しい局面を迎えるということです。とりわけ，お母さん以外の人が食事を与えてくれることは，赤ちゃんにとって意味があります。補完食を食べさせることは，コミュニケーションを促し，手から目への協調運動，そして運動の力を発達させるよい機会となります。また，どんな食べものを選択するかとい

column

補完食を与える際に注意の必要がある場合

子どもに食べもののアレルギーがあると，家族は新しい食べものを与えにくいこともあります。

生後９カ月になっても母乳以外の食べものを受け入れない場合，支援者は家族に対して，成長・発達，鉄欠乏の有無などについて小児科医の診察が必要な旨を提案しましょう。もちろん母乳をやめる必要はありませんが，母乳育児を続けながら鉄欠乏などに対して介入の必要がある場合もまれにあります。とくに「低出生体重児であった」などのリスクがある場合は鉄欠乏になりやすいので，場合によっては鉄剤の処方が必要になることがあります。

子どもに与える食べものの硬さや食感・量，食べさせ方はその時々で変えていく必要があります。口の中で食べものを転がしたり，噛みくだいたり，また，しっかり食べものやスプーンを持つことを学び，やがては自分で食べられるようになるために，子どもの成長と学習に合わせていく必要があります。このような食べさせ方を“子どもの気持ちに寄り添った食べさせ方”といいます。この食べさせ方を行うには，家族は子どもに手を差し伸べ，促し，ゆっくりと辛抱強く，いろいろな食べものを試しながら，気を散らすようなものを置かないようにして，食事の時間を学びと愛情の時間にすることが大切です。

う基礎を築くことにもなります。

- 補完食の開始時期：生後６カ月が目安
- 子どもが，こぼしたり，吐き出したりしても，家族は根気よく待ち，励ます：子どもは新しい食物を食べることを学ぶ
- 食事の回数：生後６～７カ月で１日２～３回，生後12カ月までに間食を合わせて１日５回
- 十分な栄養：胃の容積が小さいため，少量でも多種の栄養素が含まれる食べものを与える
- 安全な食べもの：乳幼児は感染症に対して脆弱であるため，食品衛生に気をつける
- 子どもの気持ちに寄り添った食べさせ方：
  子どもが必要としていることを敏感に読み取る
  家族は強制することなく，手を差し伸べ，促し，ゆっくりと辛抱強く与える
- いろいろな食べものを試す
- 食事中に気を散らすようなことは最小限にとどめる
- 手づかみ食べをしやすい調理形態も試す

◎補完食を食べるよう子どもを励ましましょう

- 食事時間には誰かが一緒に座ってあげて，子どもに食べることを促す

column

母乳の飲み方にいろいろあるように，補完食の食べ方にもいろいろあります

以下の内容を念頭において，食べ方を考えてみましょう。

①食べるときの場所 → お母さんの膝の上，座りやすい椅子，おばあちゃんの膝の上など。食べはじめは子どもが落ち着いて食べられる場所がよいでしょう。お母さんが食べているところを子どもが見ることができることも大切です。一緒に顔を見合わせながら食べられるように抱っこしてみることもおすすめです

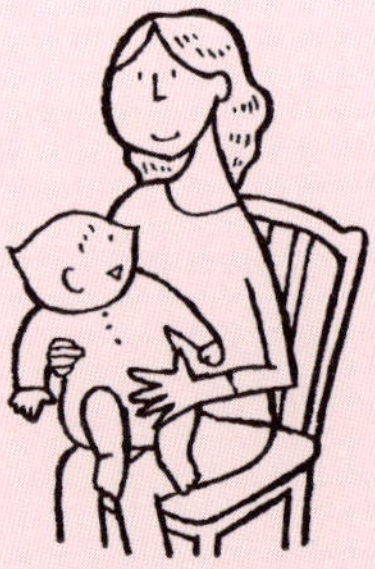

②食べるタイミング → 授乳の前か後

③食べるものの形態 → 10倍がゆを裏ごししたもの，とろとろのリゾット状・パンがゆ（リゾットやパンがゆには搾乳した母乳を使うのもよい）

④食べるときの方法 → スプーン，お母さんの手，赤ちゃんの手。お母さんがよく手を洗った後に，指につけたペースト状のものを与えてもよい

- 食事時間には誰かが一緒に座ってあげて，子どもに食べることを促す
- 幼い子どもは自分で食べたがるが，手助けは必要である
- 空想的な遊び（例：ごっこ遊び）は，子どもがもっと食べたいという気持ちになることに役立つ
- 強引に食べさせないようにする。強制はストレスを増加させ，食欲を減少させる

※食事時間は，リラックスした幸福な時間であるべきです。

調理の際の注意点

1. 感染症対策

肉や魚などの生ものには細菌が付着しています。大人の料理で使用している包丁やまな板で補完食をつくると菌がついてしまいます。赤ちゃん用のまな板と包丁を用意して，使い分けをするようにしましょう。

一般的にいえば，日本人は塩分をとりすぎです。補完食は薄味を心がけてつくり，具材そのものを味わってもらいましょう。濃い味を経験し慣れてしまうと，薄味に戻すことは難しくなりますし，塩分の過剰摂取は腎臓に負担をかけます。大人になると少ない水分でたくさんの不要物を濾過して排泄できますが，赤ちゃんは尿を濃縮する力が弱いのです。家族みんなで薄味を心がけましょう。

2. 窒息対策

窒息は，赤ちゃんが口を開けたまま補完食を入れ，噛み切れていない状態であるにもかかわらず，急に上を向いたり，ハッとすることで， 気道に食べものが引き込まれてしまうことで起こりやすくなります[10)]。

そのため，赤ちゃんが口を開けているときに補完食を入れるのではなく，口を閉じた状態から口の前方で取り込ませるようにしましょう。一口量を多くしないことも大

column

注意が必要な食べもの

1歳になるまで避けなければならない食材には，牛乳（十分な鉄量がない），硬く丸い食材（喉に詰まらせて窒息のおそれがある：ナッツ類，生のブドウなど果物の塊，生のにんじんなど野菜類，キャンディ，コーンチップス，プレッツェル，グラノーラバーなど），そしてハチミツ（ボツリヌス毒の危険性）があります。食パンもそのままではなく，細く裂いてから与えます。もちろん，刺身，生肉，生卵も避けるようにしましょう。

よく混ぜるようにしましょう。水分の少ない食品は，お茶や水を飲んで喉を湿らせてから食べると，飲み込みやすくなります[註)]。

普段からよく噛んでいるところを赤ちゃんに見せましょう。親が噛まずに食べていては赤ちゃんも噛まずに食べてしまいます。食べものを口に入れたまましゃべったりしないようにしましょう。これはお母さんを含めて家族全員にいえることです。食べものを嚥下してから会話する習慣をつけておくと，後々きれいな食べ方にもつながります。食事中に大きな音を出すなど，赤ちゃんを驚かせるような行為も避けましょう。

註：赤ちゃんの飲み物は衛生的で安全なものでなければなりません。水は沸騰させ冷ましたものを飲ませ，ジュースにする前の果物の外側(皮など)は洗ってからミキサーにかけるようにしましょう。

補完食がすすまない場合の注意点

補完食が思うようにすすまない場合は，以下の３点を考えてみましょう。

①食事が楽しい場であるか

②赤ちゃんが本当に空腹であるか

③赤ちゃんの口腔機能に補完食が見合っているか

補完食がすすまないという悩みに陥らないためには，生後２～３カ月になったら，家族で食べているところを赤ちゃんに見せるようにすることが大切です。その際，テレビは消すなどして，食べることを楽しみましょう。家族が楽しく食事しているところを見ていくことで，食べる準備ができてきます。

食事が楽しい場であるか

食事の時間は，赤ちゃんの学習する場であるとともに，家族の愛情を受ける時間でもあります。家族は，食事の時間を決めて，健康的なさまざまな食物を提供することで，赤ちゃんが食について学べるようにすることを期待されています。用意された補完食を食べるか食べないか，どの程度の量を食べるかは，赤ちゃんが決めることなのです。これらのステップをふむことで，やがて赤ちゃんが自分をコントロールできるようになります。母乳だけで育てられていたときは，赤ちゃんの要求に合わせて授乳していたわけですから，食べるという次のステップに入っても，まずは赤ちゃん自身がどれくらい食べるかを決めることになります。ただし，お母さんは赤ちゃんが食べたくなるタイミングで，適切な硬さ・大きさのものを，楽しいと思えるような環境で与えるようにしていくことが大切です。

赤ちゃんが本当に空腹であるか

赤ちゃんが本当に空腹であるかどうかも，補完食をすすめるうえでの重要なポイントとなります。「お菓子やジュースを与えすぎていないか」「十分に身体を動かしているか」といった点を考慮しながら，普段の生活を見直すことも重要になります。

赤ちゃんの口腔機能に補完食が見合っているか

もし，お母さんが月齢だけをみて，赤ちゃんの発達をみていない場合には，口腔機能の発達に見合っていない硬さ・大きさのものを食べさせようとするかもしれません。赤ちゃんの発達に合わせた食物形態を考える必要があります。

赤ちゃんの行う，舌前方と上顎前方で押しつぶす動きを外から見ると，左右の口角部が水平方向へ引かれていくことがわかります。この状態は生後7～8カ月くらいの乳児に多くみられます。この状態では舌と上顎でつぶせる硬さのものが望ましいことがわかります。

舌で押しつぶせない硬さと形になると，赤ちゃんは食べものを左右にずらして，舌よりも硬い奥の歯槽堤でつぶすようになります。外から口の動きをみると，上下唇がねじれながら協調します。口唇，顎，頬が左右側で異なった動きをするようになったときに，マカロニ，スパゲッティ，さといも，納豆，大豆，キウイ，ブドウ，メロンなどの硬さに対応できるようになります。

まとめ

補完食の開始は，生きていくために最も大切な“自分で食事をとる”という行動の第一歩となります。母乳で育てられている赤ちゃんは，母乳だけを飲んでいる期間においても，口腔・嚥下・咀嚼機能を十分に発達させ，食の自律性も養われ，母乳を通

column

苦手な食べものをつくらない

細かくされていればブロッコリーも食べるけど，ブロッコリーだとわかるといやがってしまいます。やはり，形態がわかる状態でも食べられるといいですね。そんな場合は，家族みんなでブロッコリーを「おいしい」と声に出しながら，手づかみで食べてみましょう。2・3回では興味を示さなくても，10～15回と続けていくと，赤ちゃんが手を出すきっかけになります。新しい食材は赤ちゃんにとって安全なものであっても不安な気持ちになるものです。新しい食材を出すときには，家族みんなで食べている姿を見せて，赤ちゃんが安心できるようにしましょう。

じて家族の食事に馴染んでいきます。支援者は，家族にそのことを伝え，赤ちゃんの食欲をゆったりと待って，補完食を開始するように伝えていきます。そして，できる限り長く，母乳育児を続けながら，補完食をすすめていくことの重要性を知らせます。

赤ちゃんが主体となる食事によって，赤ちゃんは「自分に必要な種類と量の食物を選びとる能力」を自ら獲得していきます。楽しい食事は，毎日の生活に幸せな時間を提供します。

適切な母乳育児と補完食が人生の最初の段階でなされることは，子どもの一生の基盤となります。それは子どもにとって，計り知れない大きな財産となるでしょう。

補完食の考え方のまとめ

適切な時期に補完食を開始しましょう

適切な時期とは生後５～６カ月です。目安として，「舌を前に押し出す反射がなくなっている」「頭をしっかり支えられ，支えがあればお座りできる」「うつ伏せにすると肘を伸ばして胸まで上げる」「食べものに手をあて，いろいろな手ざわりに興味を示す」「おもちゃを口に入れる」「頻繁に授乳をしてももっと飲みたがる」「食べものに興味を示すときは身を乗り出して口をあけるが，その食べものに興味がなかったり空腹でなければ身体を後ろにもたれたり，そっぽを向くようになる」といったことをみていくとよいでしょう。手でつかんで食べられるものを準備するのは生後８（～10）カ月になります。このころになると，赤ちゃんは一人でしっかりと座ることができ，食べものをつかんだり離したりすることができ，歯がなくても食べものを噛んで飲み込むことができます。１歳には微細運動も発達して，２本の指で小さな食べものもつまめるようになります。

十分な栄養

生後６カ月以降で必要とする栄養素のうち，母乳と一般的な食べものだけでは必要量に到達しない可能性があるのは鉄と亜鉛です。そのため，鉄と亜鉛を豊富に含んでいる食材を使って料理するようにしましょう。なお，母乳だけでは，たんぱく質，カルシウム，リン，マグネシウム，ある種のビタミンも不足するようになります。

安全かつ衛生的に調理された食べものを清潔に与えましょう

世界中のほとんどの家庭で，家族と同じ食べものからつくった食事を乳幼児はもらっています。豆や野菜，魚や肉などを調理する過程で，そのなかから，最もよいところを少しずつその子の食べる能力に合わせて，つぶす，刻む，軟らかくするなどの手を加えて与えています。乳幼児だけが特別なものを食べるのではなく，みんなと同じ材料から調理したものを食べられるように考えてみましょう。母乳で育てられた乳幼児は，毎回の哺乳で顎を鍛えているので，10倍がゆをつぶしたり，裏ごししたものでなくても，茹でたじゃがいもやかぼちゃなど，舌と上顎で噛みつぶせる程度の硬さから補完食を始めてもよいでしょう。おおよそ1歳になるとほとんどは，家族と同じような硬さのものを食べても大丈夫になります。一般的に，市販のベビーフードは乳幼児の食事としては費用がかさむうえに，乳幼児には適さない混ぜ物や添加物が入っているおそれもあります。なにより，乳幼児の食べるものが特別なものという考え方ではなく，家族の一員としての食べものと考えられるといいですね。

column

母乳育児を2歳以上まで続ける意義

WHOは，「イノチェンティ宣言」から最新の補完食のガイドライン[1]に至るまで，一貫して母乳育児を2歳以上まで続けるよう推奨しています。

最近の研究では，生後6カ月までは，母乳以外のものを飲ませないこと，そして，なるべく長く，なるべくたくさん母乳を飲ませることにより，「感染症を予防する」「認知機能のスコアが高くなる」「肥満を予防する」など長期的な効果がみられることが明らかになりつつあります。 米国小児科学会は，肥満予防についての勧告のなかでも，母乳育児の保護・推進・支援を提唱しています[2]。また米国心臓協会は，心血管障害を予防するために「母乳だけで赤ちゃんを育てることを生後4～6カ月まで続けること」「果汁を生後6カ月までは与えないこと」をはじめとする，小児に対する食事の勧告[3]を発表しています。

■文献

1) Department of Nutrition for Health and Development (NHD) : Complementary feeding : Family foods for breastfed children. World Health Organization, Geneva, 2000.
2) American Academy of Pediatrics Committee on Nutrition : Prevention of pediatric overweight and obesity. Pediatrics 112(2) : 424-430, 2003.
3) Gidding SS, Dennison BA, Birch LL, et al : Dietary recommendations for children and adolescents : A guide for practitioners: consensus statement from the American Heart Association. Circulation 112(3) : 2061-2075, 2005.

子どもの気持ちにこたえる食べさせ方

子どもの社会的・情緒的・行動的な発達においても，家族との関係においても，赤ちゃんが食べ始めるということは新しい段階を迎えることになります。食事をすることでコミュニケーションの機会は増えるだけでなく多様化します。また，手を使って食べ，そして手と口の協調運動を発達させる機会になります。赤ちゃんの反応に敏感に対応することも大切であり，最も大切なことは無理強いしないことです。お母さんが“食べさせなきゃ”という気持ちが強いと，わかっていたとしても無理強いしてしまうかもしれません。赤ちゃん一人ひとりの個性に合わせて，家族の一員として，みんなと会話をしながら食べる環境をつくるように心がけましょう。情報化社会のなかでお母さんは，月齢ごとにグラム単位で記された穀類やたんぱく質の量を見て，ため息をついているかもしれません。育児支援においては，穀類やたんぱく質を何グラム食べたかという数字よりも，子どもの状態をみることの重要性をお母さんに伝えたいものです。

なかには，生後７～８カ月になっても母乳以外の食べものをいやがる赤ちゃんもいます。お母さんもあせってしまい，なんとか食べさせようと口を開いたときに食べものを押し込みがちになります。お母さんはそうは思っていないかもしれませんが，これは，はたからみれば“無理強い”していることになります。では，どうしたらよいのでしょうか。まず，その時点まで元気に育ってきているわけですから，生後７～８カ月の赤ちゃんの栄養が一時的に少し落ちても問題とはなりません。この時期の赤ちゃんを保育所に預けていたら，胃腸炎にかかって下痢が続き体重が一時的に減ってしまうこともよくあります。そのために大きな影響を残すことはありません。とにかく赤ちゃんとの食事を１週間楽しみましょう。本人が欲しがるサインを見つけて食事の機会をもてるようにしてみてもよいでしょう。「遊んでいるときは食べものを口に押し込んでも飲み込んでくれる…」「この食材だけはよく食べてくれるからこのなかに混ぜて食べさせてみよう…」，お母さんの気持ちはよくわかります。“なんとか食べてほしい”という愛情ゆえの行動なのです。ただ，食へのこだわりがある赤ちゃんは微妙にいろいろなことを感じとります。「いつも食べているものに何か違う食感がある，これは食べたくない，口から出そう」。こうなると，次には何も混ぜずに与えたとしても，子どもは構えてしまいます。「きっと，また何か入っているにちがいない…」。これまで食べてくれていたものさえも食べなくなってしまいます。そのため，混ぜごはんやリゾットのようにして，そのなかに細かくして（一応目に見えるようにして）入れるほうがよいでしょう。よけて食べてくれるので，全部をいやがることはありません。

また「だまされた」という気持ちをもたせないことが大切です。基本は“苦手なもの”“いやがるもの”も，何度でも食卓に並べて，家族みんながおいしく食べているところを見せることです。おおよそ10～15回繰り返すと，食べるようになるともいわれています。遊んでいるときは子どもも機嫌がよいので，口の中に食べものを入れると食べてくれることも多いものです。ただ，それを続けていると，ごはんは遊びながら食べるものと刷り込まれてしまいます。大きくなったときに「食べるときは座って食べること！」と叱られても，子どもにとっては「お母さんがこの癖をつけたんだけどなぁ」と思うかもしれません。生後２～３カ月から食べる楽しさを伝えていれば，あまり問題なく食べてくれるのですが，その時期に家族が食べる楽しさを示していないと，子どもは食べることの楽しさがわからなくなってしまいます。

このような場合は，赤ちゃんが手に持てるように食材を調理してみると，食べ始めることがあります。手づかみ食べのすすめです。食べることは汚しても仕方ないものと考えておきましょう。また，赤ちゃんは親と同じものを食べたがるものです。そうはいっても，同じ食具を使わないようにする，同じ味付けでは濃すぎるので味付け前に取り分けるなど注意点はあります。赤ちゃんに興味をもってもらうためにも家族みんなが楽しく，おいしそうに食べることが，なにより大切です。

赤ちゃんによっては，食卓の椅子に座るのをいやがることもあります。無理やり座らせても食べてはくれません。天気がよければ，公園などに出かけて，みんなで手づかみ食べをしてみてはいかがでしょう。気分が変われば食べるのも楽しくなるものです。

■文献
1） Pan American Health Organization : Guiding Principles for Complementary Feeding of the Breastfed Child 2003.
2） Lozoff B, Georgieff MK : Iron deficiency and brain development. Semin Pediatr Neurol 13(3) : 158-165, 2006.
3） 川上義：母乳の濃さはいつも一定なのでしょうか？ 周産期医学 35：608-609, 2005.
4） Heinen F, Matern D, Pringsheim W, et al : Zinc deficiency in an exclusively breast-fed preterm infant. Eur J Pediatr 154(1) : 71-75, 1995.
5） Hillman LS, Johnson LS, Lee DZ, et al : Measurement of true absorption, endogenous fecal excretion, urinary excretion, and retention of calcium in term infants by using a dual-tracer, stable-isotope method. J Pediatr 123(3) : 444-456, 1993.
6） Senterre J, Putet G, Salle B, et al : Effects of vitamin D and phosphorus supplementation on calcium retention in preterm infants fed banked human milk. J Pediatr 103(2) : 305-307, 1983.
7） Motil KJ, Sheng HP, Montandon CM, et al : Human milk protein does not limit growth of breast-fed infants. J Pediatr Gastroenterol Nutr 24(1) : 10-17, 1997.
8） Holt K, Wooldridge NH, Story M, et al, eds : Bright Futures Nutrition. 3rd ed, American Academy of Pediatrics, Elk Glove Village, 2011.
9） Fleischer DM : Introducing formula to infants at risk for allergic disease. UpToDate®. http://www.uptodate.com/contents/introducing-formula-and-solid-foods-to-infants-at-risk-for-allergic-disease?source=see_link
10）向井美惠：お母さんの疑問にこたえる 乳幼児の食べる機能の気付きと支援．医歯薬出版，東京，2013.

〈 補完食の10のガイドライン 〉

1 6カ月になったら，母乳以外のものも食べさせましょう

生後６カ月間は母乳だけを飲ませ，その後は頻繁に欲しがるたびに欲しがるだけ母乳を飲ませながら，母乳以外のものも食べさせはじめましょう。

2 2歳か，それ以上まで母乳育児を続けましょう

お母さんと子どもが望むだけの回数と期間，母乳育児を続けましょう。

3 「子どもの気持ちに応える食べさせ方」を実践しましょう

子どもの空腹のサインに応え，食べる能力に合わせて食べさせましょう。子どもが食べるのを手伝ったり，励ましたりしましょう。食べることを強制してはいけません。ゆっくり辛抱強く食べさせましょう。いろいろな種類の食べものや味や食感を試してみましょう。食事中に気を散らすようなものは最小限にとどめましょう。笑顔たっぷりに目を合わせ，励ましの言葉をかけながら食べさせましょう。そうすれば食事の時間は学びと愛情の時間となるでしょう。

4 調理と貯蔵を安全に行いましょう

食べものを調理したり食べたりする前には，世話をする人も子どもも手を洗い，食器や調理器具も清潔にしましょう。調理した食べものはすぐに食べるのが理想的です。冷蔵庫に入れない場合は，調理後２時間以内に食べるか，せいぜい次の食事まで置いておくくらいにして，食べる前にきちんと再加熱しましょう。雑菌や異物が入らないように，ふたの閉まる容器で食材を冷所保存しましょう。哺乳びんは清潔に保つのが難しいので，使用を避けましょう。

5 与える食べものの量をだんだん増やしていきましょう

生後６カ月になったら少量から始め，子どもが興味を示すのにしたがって量を増やしていきましょう。その間も頻繁に母乳を飲ませましょう。補完食からのエネルギー量は生後６～８カ月で約200kcal/日，９～11カ月で約300kcal/日，12～23カ月で約550kcal/日となります。

6 いろいろな硬さや種類の食べものを与えましょう

子どもの興味に応えて，いろいろな硬さや種類の食べものを与えましょう。はじめは，子どもには軟らかい食べものが必要ですが，すぐにかむことを覚えます。生後８カ月までには，自分で小さな食べものをつまんで食べられるようになります。生後12カ月まで

には，必要に応じて小さく切ったり軟らかくしたりすれば，家庭の食事のほとんどのものを食べられるようになります。ただし，家庭の食事のなかでも，栄養豊富な「最もよいところ」を与えることが必要です。

7 食事の回数を増やしましょう

母乳に加えて，生後６～８カ月で１日２～３回，９～24カ月で３～４回の食事を与えましょう。子どもが欲しがるようなら，１日に２～３回の間食を追加してもよいでしょう。

8 栄養価の高い食べものを与えましょう

獣肉，家禽肉，魚肉，卵のいずれかは毎日もしくはできるだけ頻繁に与えましょう。豆，エンドウ，レンズ豆，ナッツのペースト，乳製品のいずれかを与えましょう。動物性食品を使わない食事では，特に重要です。毎日，いろいろな色の果物や野菜を食べさせましょう。「主食」（例えば，白粥，とうもろこしだけの粥）だけを与えるのは避けましょう。主食に栄養価の高い食べもの，例えば，魚のすり身，卵，豆やナッツのペーストなどを加えるようにしましょう。炭酸飲料や糖分の多い飲み物，コーヒーやお茶は与えないようにしましょう。こういった飲み物でおなかがいっぱいになると，栄養のある食べものが食べられなくなります。のどが渇いた子どもには，母乳か湯冷ましを与えましょう。

9 ビタミンとミネラルで健康を守りましょう

いろいろな種類の食品を食べることにより，ビタミンやミネラルの必要量を満たすことができます。幼児がビーガンや菜食主義の食事で育てられている場合は，栄養必要量を満たすために，通常，適切なビタミンやミネラルのサプリメント，栄養強化食品が必要となります。ほかのお母さんや赤ちゃんにも，地域の状況に合わせてふさわしい栄養強化食品やサプリメントが必要になることがあります。

10 病気のときにはいつもよりもっと頻繁に母乳を飲ませましょう

病気のときには，水分をいつもより多めにとらせ，好みの食べものを与えましょう。少なくとも病後の２週間は，いつもより多めに食べるよう子どもを励ましましょう。

〔PAHO/WHO：母乳で育てられている児の補完食のガイドライン．2002（http://iris.paho.org/xmlui/handle/123456789/752）より改変．World Alliance for Breastfeeding Action（WABA）〕
〔BSNJapan（母乳育児支援ネットワーク）・訳〕

〈お母さんへ伝えたい！ 食の基本は手で食べる〉

手を使って食べる＝「手づかみ食べ」は，食べものを目で確かめて，手指でつかんで，口まで運び，口に入れるという，うまい具合に目と手と口を調節して行える行動です。食べる機能の発達から考えても，非常に重要なことなのです。もう少し具体的に説明すると，赤ちゃんは手づかみ食べをするときに，以下のようなことをしています。

◆目で，食べものの位置や，食べものの大きさ・形などを確かめています。

◆手でつかむことによって，食べものの硬さや温度などを確かめるとともに，どの程度の力で握れば適当であるかという感覚の体験を積み重ねています。

◆口まで運ぶ段階では，指しゃぶりやおもちゃをなめたりして，口と手を協調させてきた経験が生かされます。生後3カ月くらいになると指しゃぶりをして，5～6カ月になると手に持ったおもちゃを口に持っていくのは，食べる準備をしているわけです。6カ月になるとあんよ（足）を握って口に持っていくようになります。いろいろなものを口に入れて学習しているのです。

さて，食べる機能が発達する過程では，まず手づかみ食べが上達し，目と手と口が調和して動かせることができるようになります。その先に，食器・食具が上手に使えるようになっていきます。生後8カ月くらいになると，自分で手を使って食べられるようになります[1)]。スプーンを使って食べるときの上肢・手指・口の動きは手づかみ食べがもとになっています。自分で食べられる量を調節できるようになり，口のどの位置に食べものを持っていくと処理しやすいかなど食べることをとおして学習していきます。手づかみをして自分に合った量がわかるようになってから，スプーンやフォークを使ったほうがよいともいわれています。これは，スプーンやフォークから自分が処理できる以上のものを口に押し込むために，窒息につながりやすいということを意味しています。また，この時期は「自分でやりたい」という欲求が出てくるので，「自分で食べる」機能の発達を促す観点からも，「手づかみ食べ」が重要になるのです。そうはいっても，母親としては，汚れた後の片づけを考えると気が重くなりますね。あらかじめ汚れてもよい環境をつくっておくとよいでしょう。

◆エプロンをつけて食事をするようにします。

◆食べものがつくと口のまわりが赤くなる子どもでは，食事の前にワセリンを塗ってカバーしておきます。

◆テーブルの下に新聞紙やビニールシートを敷くなど，後片づけがしやすいようにします。

◆テーブルの高さは，座った状態で少し二の腕を身体から離すと肘がテーブルにつくくらいがよいでしょう。このポジションだと食べやすくなります。

◆食べるときには指も口の中に入っていきます。手も時々拭いてあげるとよいかもしれません。

◆天気のよい暖かい日などは公園など外で食べるとよいでしょう。

子どもの食べる意欲を尊重しましょう。手で食べたいと意思表示をし始めたら，つまり，食べものに手を伸ばし始めたら，その食べものをお母さんも手づかみして食べているところを見せてあげるとよいでしょう。自分が食べようと思ったものをお母さんがおいしそうに食べているのを見ると安心して食べられます。

このように，食事は食べさせるものではなく，子ども自身が食べるものであることを頭の中に入れておくとよいでしょう。さかのぼりますが，授乳も同じです。子どもが飲みたくないときに，おっぱいを子どもの口に無理やり入れようとしてもうまくいきません。子どもが飲みたいサインを出したときに授乳するのがベストタイミングです。これは食べることでも同じです。

食べ始めたら，あせらせず，子どもの食べるペースを大切にしましょう。授乳に関しても５分で終わる子どももいれば，30分くらいかけて飲む子どももいます。自発的に食べる行動を起こさせるには，子どもが食事時間に空腹を感じていることが基本です。たっぷり遊んで，だんだんと規則的な食事リズムをつくっていくとよいでしょう。家族の食事の時間には必ず子どもがそばにいて，楽しい食事中にいる信頼できる仲間であることを意識してもらいましょう。

■文献
1) Duryea TK, Fleischer DM : Patient education : Starting solid foods during infancy (Beyond the Basics). UpToDate®.
http://www.uptodate.com/contents/starting-solid-foods-during-infancy-beyond-the-basics

MEMO

Ⅳ章

卒　乳

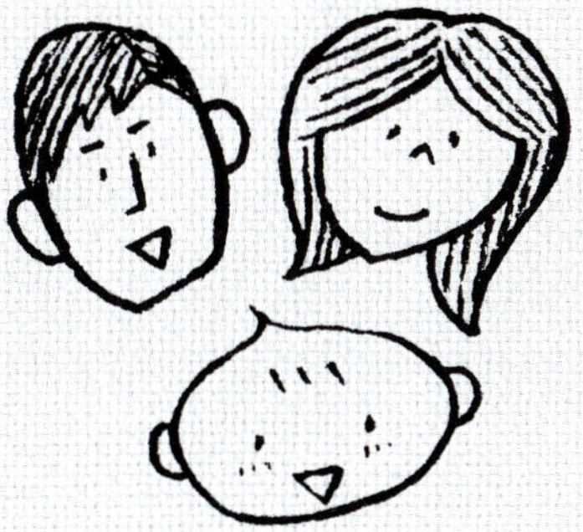

卒乳の相談を受けたら

『授乳・離乳の支援ガイド 実践の手引き』[1)] によると，卒乳とは，「赤ちゃん主体で行い自然にほしがらなくなるまで授乳を続けること」と記載があります。

赤ちゃんの成長・発達や家庭環境によって，母乳を必要としなくなる時期に個人差が出てくるのが普通です。そのため「何カ月になったら母乳をやめる」という時期を決めることはむずかしく，いつまで母乳を続けるのが適切かに関しては，赤ちゃんの欲求とともにお母さんの考えも尊重して支援をすすめていく必要があります。なお，さまざまな事情により，お母さんから促して授乳をやめることは，「断乳」とも呼ばれています。

卒乳の種類別の対応[2)-5)]

自然卒乳（いわゆる「卒乳」）

- 子どものほうから自然に母乳を飲まなくなるまで，授乳を続ける方法です。
- 授乳回数が減っていきます（食事から十分に栄養がとれると授乳回数が減っていきます）。
- 母乳を飲まない日が２～３日に１回など出てきます。
- 食事や遊びの楽しみや満足感が得られるようになると，いつの間にか自然に飲まなくなる日がやってきます。
- 授乳が１日２～３回まで減ると自然卒乳が近いといわれます。ただし，２歳前後の子どもが自然卒乳することはあまりなく，何らかの要因で一時的に欲しがらなくなることも少なくありません。
- お母さんの思いよりも早い卒乳になった場合，お母さんの心（葛藤・喪失感など）のケアも大切です。
- ピアサポートなど地域の母乳育児支援グループを紹介するのもよいでしょう。

計画的卒乳

- 乳幼児が自然に離れる時期が来る前に，母親のやめたい気持ちが強いときに行う方法です。
- 目安として１日の授乳回数を２～３日ごとに１回ずつか，それよりゆっくりのペースで減らしていきます。

- 母親から促さず，拒まないことがコツです。
- 子どもの生活リズムを工夫し，「お腹が空き，子どもがねだる前に月齢に合ったおやつを与える」「授乳以外に興味のあることを行う（絵本を読む，公園に行く）」などを組み込んでいきます。
- 年齢に合わせた対応

  １歳後半：お気に入りの授乳場所にお母さんの手をひいてねだることも多いです

  ➡ その場所に行かないようにします

  ２歳くらい ：お母さんが頼むと授乳を待てます。「ちょっとだけ」授乳もできます

  ３歳くらい：駆け引きを行えます ➡「ご飯を食べたらおっぱい」など
- ２歳を過ぎればおしゃべりも上手になります。「そろそろやめようか」などと子どもに提案して一緒に決めてみることも大切です。子どもが自分でやめると決めて卒乳できれば，子ども自身の自信にもなります。
- お母さんから授乳回数を減らしたいという相談を受けたら，授乳のタイミングが適切かどうか，お母さんの話をよく聞くことも重要です。なぜなら，子どものニーズが単に授乳を求めているとは限らないこともあるからです。例えば，お母さんの関心をひきたい，安心を得たい，なんとなく哺乳する，赤ちゃんが病気などです。その点を解決すると，楽しみながら授乳を続けることができるかもしれません。

column

哺乳ストライキ（ナーシングストライキ）

今まで頻繁に飲んでいたのに急に哺乳を拒否する現象。このようなときは子どもの機嫌は悪く，補完食もあまり食べないことが多いです。生後３～８カ月ごろに起こりやすいといわれ，普通は２～４日でおさまりますが，１週間くらい続くこともあります。お母さんには１歳以降の自然卒乳とは違うことを伝え，授乳を再開できるように搾乳などをしておくよう伝えるとよいでしょう。

【哺乳ストライキの要因となるエピソード】

- 月経が再開した
- 母親の匂いが変化した（石けん，洗剤を変えた）
- 母親のストレス
- 赤ちゃんの病気（鼻づまり，発熱，中耳炎，鵞口瘡など）
- 歯の生え始め
- 授乳中に噛まれたなどの，母親の行動に対する反応

部分卒乳

● 授乳回数や時間を短くしながら，母乳育児を続ける方法を指します。

職場復帰のときや，お母さんが授乳によって幸福感を感じられず，母乳育児をやめたくなったときなどが該当します。部分卒乳の利点は，あとから授乳回数を増やすなどの調整が可能なことです。子どもを保育園や祖父母に預ける際にこのやり方が適しています。減らしたぶん，必要な栄養素は母乳代用品で補うことが重要です。授乳回数を減らして，月齢に合った栄養と水分を与えましょう。

【部分卒乳の相談を受けたら】

● お母さんが何に困っているのか，何を望んでいるのかに耳を傾けます。
● 事前に予想される出来事，その対応を話し合っておきます。
● 母子が望まないのに，部分卒乳から計画的卒乳に移行しないようにしましょう。
● 赤ちゃんを置いて出かけられないという悩みであれば，「授乳の状況を考慮して，これくらいなら離れても大丈夫」という感覚を覚えてもらいましょう。リズムが整えば３～４時間の外出も可能になります。赤ちゃんを置いて出かけることに対してお母さんが罪悪感を抱かないように，夫や祖父母などが理解することも重要です。
● 母乳だけが外出しづらい理由であれば，搾乳して夫や祖父母にコップで与えてもら

column

職場復帰後の授乳回数の増加

悩みの１つに，職場復帰後に授乳回数が増えて困るというものがあります。事前に「職場復帰などで離れていると，以前より母乳を欲しがるようになることもある」と伝え，事前に対応を確認しておくとあわてなくてすむでしょう。

● 子どもがお母さんと離れていることへ適応しようとしている普通の反応です。
● 職場に復帰する時期・時間・日数に対して柔軟に対応できるようにしましょう。
● 子どもの睡眠リズムが変化しています。
● 離れている昼間に寝て，お母さんと一緒の夜間に欲しがります。
● 夜は添い寝，添い乳で対応してみます。
● 忙しい時間に限って頻繁に欲しがります。
● お母さんが子どものニーズを優先できるように，家族内で家事の分担を調整しましょう。
● 少し早く起きて，子どもと過ごす時間にあててみましょう。
● お迎え後はまず，子どもの欲求を優先します。
● お迎え先で，授乳できるか相談しておきましょう。
● 直接授乳を行うことでお母さんも子どもも満足することができます。

うことも可能です。ほかの人に預けにくいのは母乳のせいではなく，互いのコミュニケーション不足のこともあります。妊娠前から，夫・祖父母・姉妹などに協力を求めておきましょう。母乳育児に協力的なサポーターを増やすことが，望むだけ長く母乳育児を続けるコツなのかもしれません。

卒乳の計画が早すぎるサイン

- 子ども：どもり，夜泣き，お母さんの姿が見えないとおびえて泣く，ぬいぐるみなど「物」への執着，噛みつく。
- お母さん：乳房が張りすぎる。
- 卒乳は，急に行うよりも，ゆっくりなペースのほうが母子の心身の負担が少なくなります。

急激な卒乳（いわゆる「断乳」）

- 母乳中のFIL（乳汁産生抑制因子）の働きを利用して行う方法です。乳房内に母乳をためておくことで，乳汁産生を低下させます。
- 突然，授乳をやめるため，お母さんにとっても負担が大きくなります。乳腺炎などに加え，急なホルモンの変化により，精神的に不安定になることもあります。
- 乳房が強く張らない程度に搾乳を行います。徐々に搾乳回数を減らしていきます。
- 月齢によっては，乳汁分泌抑制のための薬を使用する場合もあります。ただし薬には副作用もあり，安易な使用は控えます。
- 急激な卒乳（断乳）は，子どもにとっても精神的なストレスが多くなります。母親

column

母乳分泌を抑制する薬

ドーパミン作用によりプロラクチン分泌を抑制します。ブロモクリプチンメシル酸塩（パーロデル®）は重篤な副作用（低血圧，ショック，心筋梗塞，脳内出血）の報告[1)]があり注意が必要です。現在は，カベルゴリン（カバサール®）のほうが安全性が高いと考えられています。ただし半減期が約65時間と長く，急激な卒乳（断乳）には適しますが，母乳分泌のコントロールには向きません。母乳分泌過多のコントロールには，半減期が3時間と短いテルグリド（テルロン®）が使いやすいでしょう。

■文献

1) Hale TW：Medications and Mother's Milk：A Manual of Lactational Pharmacology 2012. 15th ed，Hale Publishing，Plano，2012，pp275-276.

から突然授乳を拒否されることは，心理的トラウマになるかもしれません。それを考えても，「乳房に怖い絵を描く」「カラシを塗る」などで断乳を促す行為は，適切とはいえないでしょう。

母親の病気による治療や入院など，やむを得ない場合には急激な卒乳（断乳）が必要かもしれません。乳房が張ってから半日以上母乳をためておくことで，乳汁分泌は確実に減っていきます。張りが気になるのであれば，軽く搾乳をしたり，クーリングをしてもよいでしょう。

２歳前後であれば，急な変化により泣き叫ぶこともありますが，普段以上に愛情をかけることにより，数日で落ち着くことでしょう。

■文献

1）柳澤正義・監：授乳・離乳の支援ガイド 実践の手引き．母子保健事業団，東京，2008，p47．

2）本郷寛子：母乳育児に関する乳幼児の発達．助産婦誌 56（6）：484-490，2002．

3）ラ・レーチェ・リーグ・インターナショナル・編：だれでもできる母乳育児とは．改訂版，メディカ出版，大阪，2000，pp249-250．

4）西垣敏江：「おっぱいはいつまで？」卒乳のこと；楽しみながらのおっぱい育児とは．第28回母乳育児支援学習会 in 富山資料集，NPO法人日本ラクテーション・コンサルタント協会，仙台，2010，pp152-161．

5）本郷寛子：卒乳．NPO法人日本ラクテーション・コンサルタント協会・編，母乳育児支援スタンダード，第2版，医学書院，東京，2015，pp437-448．

おすすめレシピ 33品

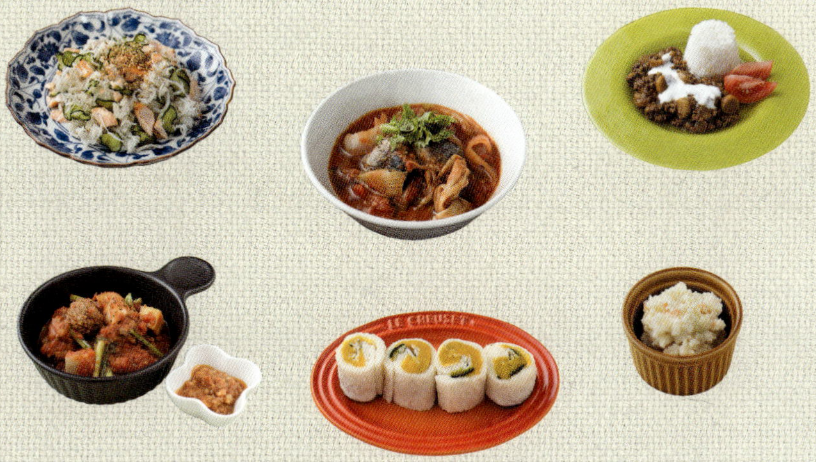

【葉酸摂取の工夫】

《レシピ No.1》

水菜とアスパラガスののり和え

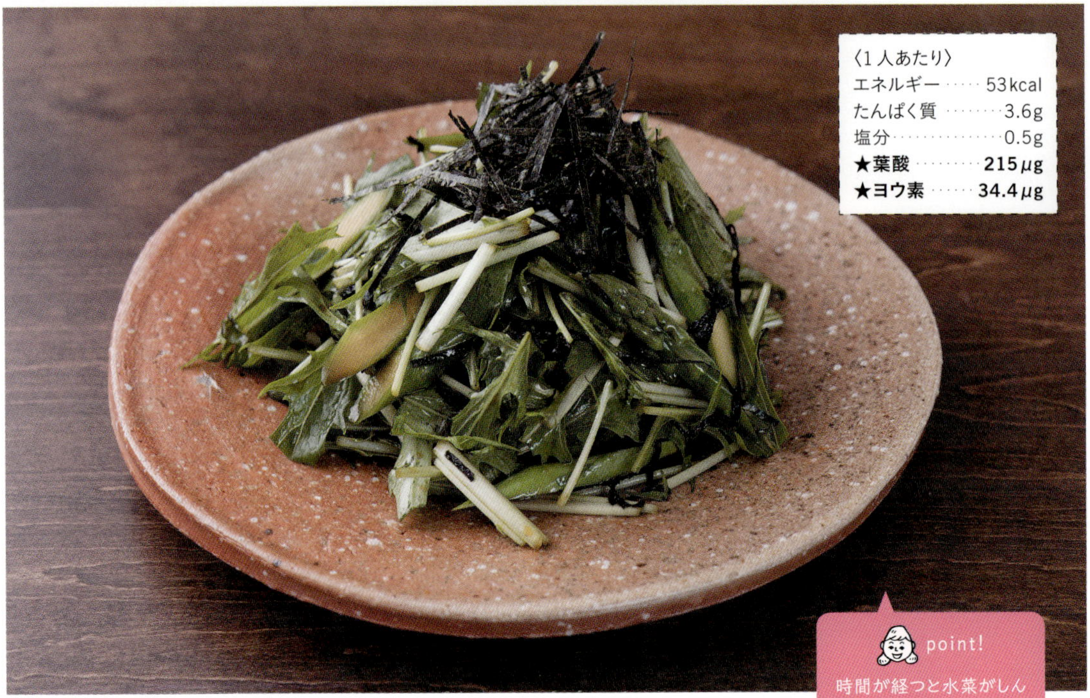

〈1人あたり〉
エネルギー……53kcal
たんぱく質……3.6g
塩分……0.5g
★葉酸……215μg
★ヨウ素……34.4μg

point!
時間が経つと水菜がしんなりしてしまうので，食べる直前に和えましょう。

材 料 （2人分）

アスパラガス……6本
水菜……1束（約60g）
刻みのり……大さじ3
ごま油……大さじ1/2
しょうゆ……大さじ1/2

つくり方

1. アスパラガスは下の硬い部分を切り落とし，斜め切りにする。耐熱皿に並べてラップをし，電子レンジで1分加熱する。水菜は根元を切り落とし，3㎝長さに切る。
2. ボウルにごま油としょうゆを合わせ，①のアスパラガス，水菜，刻みのり大さじ2を加えあえる。
3. 器に盛って残りの刻みのりをかける。

水野克己＆紀子が伝えたい！

ヨウ素の過剰摂取による影響

日本人は昔から海藻を摂取する食文化のため，通常ヨウ素の過剰摂取は問題になりません。しかし，胎児や赤ちゃんはヨウ素過剰への感受性が高いので注意が必要です。あまり神経質になる必要はありませんが，ヨウ素含有量の飛び抜けて高い昆布を多量に含む昆布だしの場合は，汁を飲み過ぎない，毎日とらないなどの工夫も必要です（昆布10g中24,000μg，インスタントの昆布だし100mL中に平均約900μg，ひじき10g中4,700μg，カットワカメ1g中85μg）。

《レシピ No.2》

納豆と枝豆のオムレツ

〈1人あたり〉
エネルギー……234kcal
たんぱく質……16.8g
塩分……0.5g
★葉酸……225μg
★ビタミンK……160μg

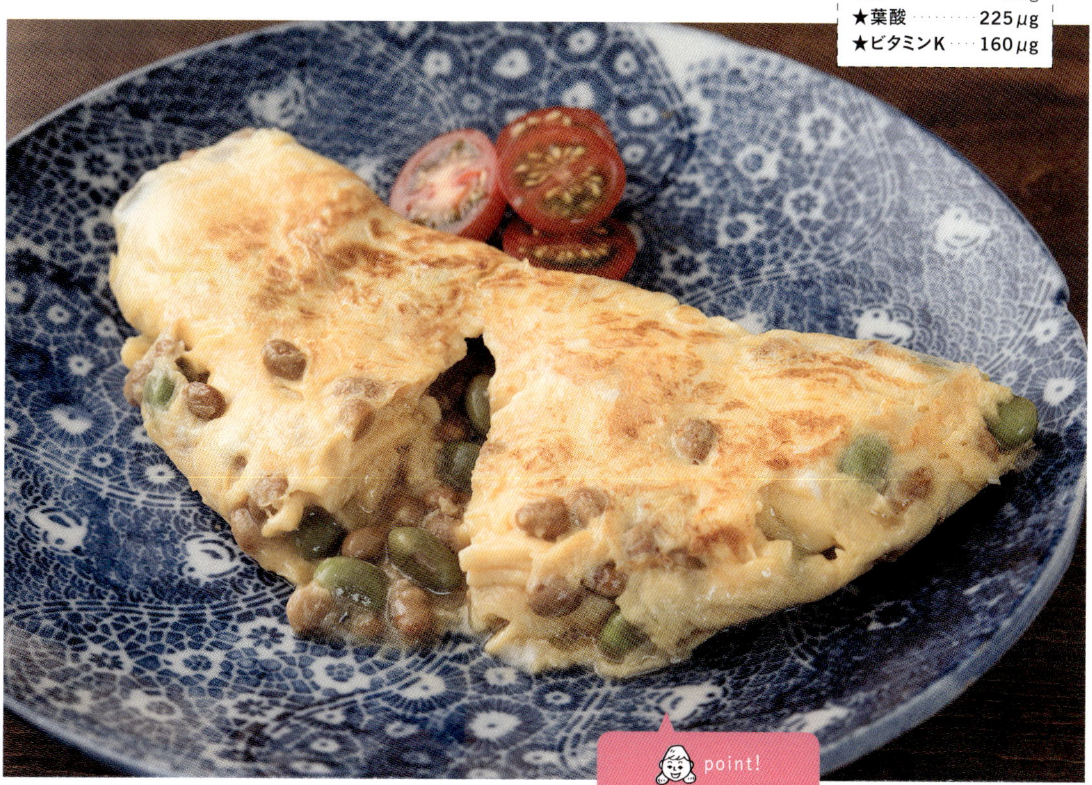

point!
枝豆は葉酸などを多く含む食材なので料理にも取り入れてみましょう。

アレンジ
オムレツ状に形を整えずにごはんにのせて丼にしても。

材料（2人分）

納豆	40g
枝豆	100g
卵	2個
みりん	大さじ1/2
塩	少々
オリーブオイル またはサラダ油	小さじ1
ミニトマト	適量

つくり方

1. 枝豆は熱湯で5分ほど茹で，さやから豆を取り出す。
2. ボウルに納豆（たれ含む），卵，みりん，塩を合わせ，よく混ぜ合わせる。
3. フライパンにサラダ油を中火で熱し，②の卵液を流し込む。菜箸などで軽くかき混ぜ，半熟の状態で形をととのえる。ミニトマトやサニーレタスを添えても。

水野克己＆紀子が伝えたい！

葉酸とビタミンK

葉酸は水溶性で光に弱いので，購入後は冷暗所に保存し早めに使い切りましょう。また，ビタミンB6・B12を含む食品（魚介類）との摂取で吸収率が高まります。
ビタミンKを豊富に含有する食品（納豆，緑黄食野菜など）を摂取すると，母乳中のビタミンK含有量が増加するので，母乳育児中のお母さんにもおすすめです。

《レシピ No.3》

キウイのドレッシング

エネルギー	292kcal
たんぱく質	0.9g
塩分	5g
★葉酸	**31μg**

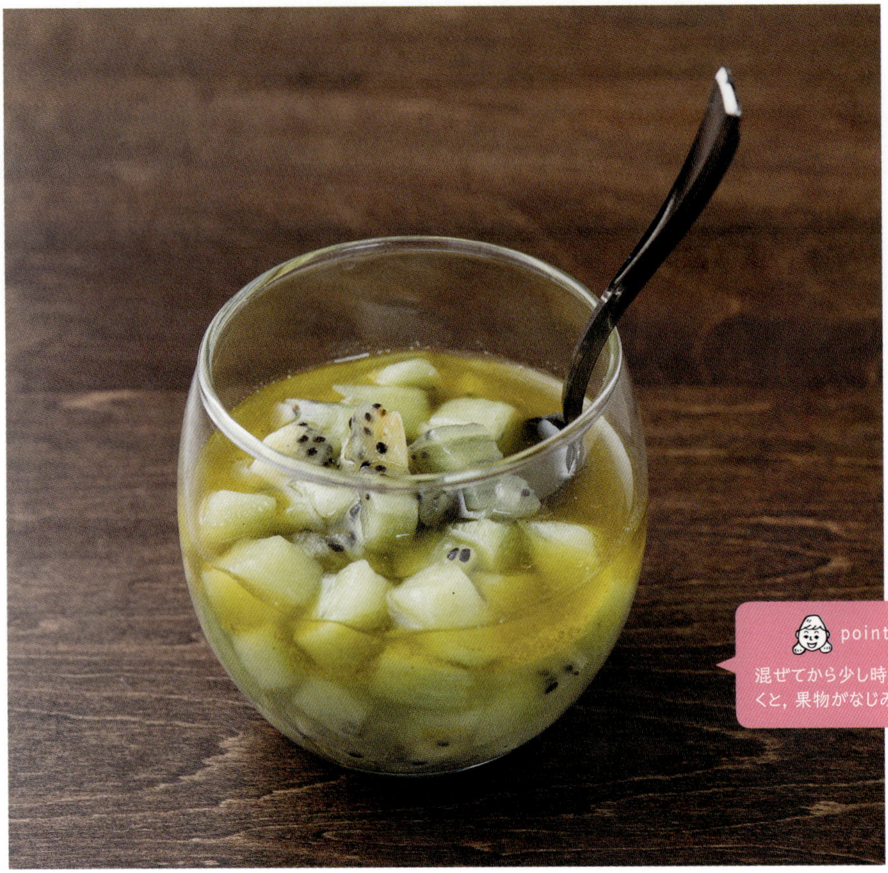

point!
混ぜてから少し時間をおくと，果物がなじみます。

材料 （つくりやすい分量）

キウイ	1個
塩	小さじ1
砂糖	小さじ1
こしょう	少々
ワインビネガーまたは酢	大さじ2
オリーブオイル	大さじ2

アレンジ

キウイ以外に，イチゴやオレンジでも。

つくり方

1. キウイは皮をむき，粗みじん切りにする。
2. ボウルに塩，砂糖，こしょう，ワインビネガーを合わせ混ぜる。塩，砂糖が溶けたら，①のキウイ，オリーブオイルを加え混ぜる。

水野克己＆紀子が伝えたい！

間食にはフルーツがおすすめ

葉酸というと緑食野菜をイメージしますが，キウイ・イチゴ・オレンジなどのフルーツにも多く含まれます。キウイは葉酸以外にもビタミンC・E，カリウム，食物繊維などを含むのでおすすめです。間食をお菓子からフルーツに変えることで，不足している栄養素を補うこともできます。

《レシピ No.4》

モロヘイヤのスープ

〈1人あたり〉

エネルギー	126kcal
たんぱく質	3.1g
塩分	0g
★葉酸	**65μg**
★多価不飽和脂肪酸	**4.2g**

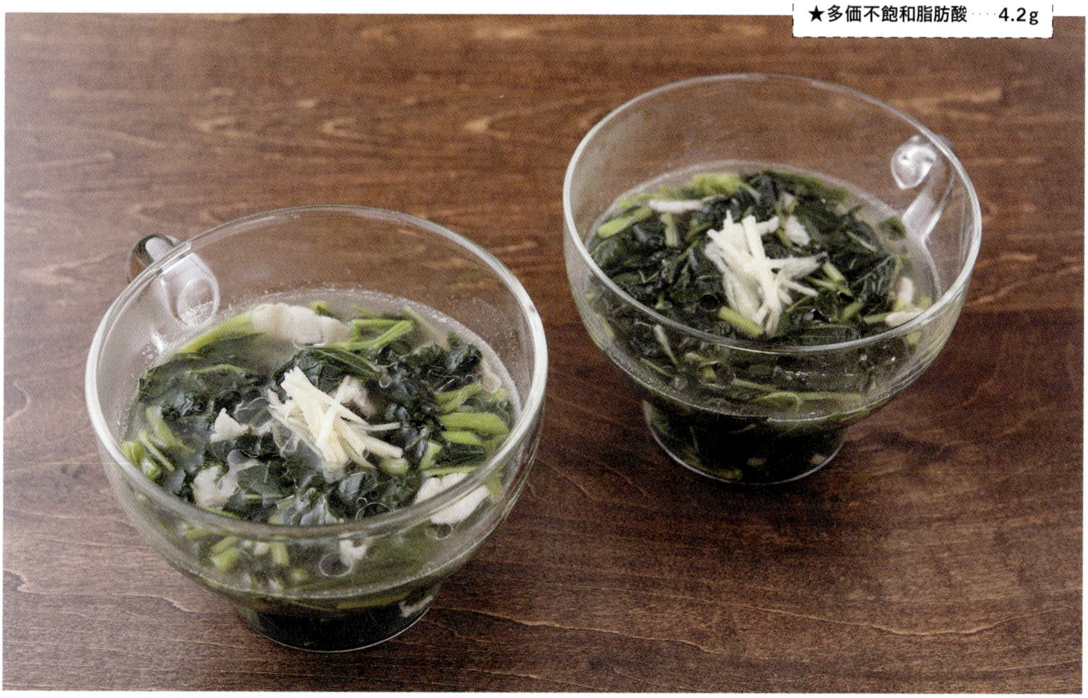

材料（2人分）

モロヘイヤ	1パック
しょうが千切り	1/2片分
豚バラ肉	1枚
鶏ガラスープの素	小さじ1～1・1/2
酒	大さじ1
水	200cc
しょうゆ	少々
こしょう	少々
ごま油	小さじ1
エゴマ油	小さじ2

アレンジ

鶏ガラスープの素をコンソメに，ごま油をオリーブオイルに変えれば洋風のスープに。

つくり方

1. モロヘイヤはさっと茹で，粗く刻む。豚バラ肉は2㎝長さに切る。
2. 鍋にごま油を入れて中火で熱し，しょうが（飾り用に少量残しておく），豚バラ肉を加え炒める。肉の色が変わったら酒を加え，一度沸騰したら水，スープの素を加えて弱火で10分ほど煮る。しょうゆ，こしょうで味をととのえる。
3. 器に注ぎ，しょうがをのせ，エゴマ油をかける。

水野克己＆紀子が伝えたい！

良質の脂肪酸“α-リノレン酸”

エゴマ油・亜麻仁油などに含まれるα-リノレン酸はn-3系多価不飽和脂肪酸の一種で，変換率は低いのですが体内でEPAやDHAに変換されます。熱に弱いので加熱せずに摂取するとよいでしょう。料理の最後にティースプーン1杯分かけるのもおすすめです。なお，酸化を避けるため開封後は直射日光を避け，早めに使い切りましょう。

【鉄摂取の工夫】

《レシピ No.5》

もずくとトマトとほうれん草の卵とじ

〈1人あたり〉
エネルギー……154kcal
たんぱく質……7.8g
塩分……0.7g
★鉄……**1.8mg**

材料（3～4人分）

もずく	60g（味がついていないもの）
トマト	1個
ほうれん草	1袋（茹でた状態で約250g）
卵	2個
ケチャップ	大さじ3
塩	少々
粗挽き黒こしょう	適量
サラダ油	大さじ1/2

つくり方

1. もずくは水けを切り，食べやすい長さに切る。トマトは8等分のくし形に，ほうれん草は3㎝長さに切る。卵は溶きほぐしておく。
2. フライパンにサラダ油を熱し，もずく，トマト，ほうれん草を加えてさっと炒める。ケチャップ，塩を加えて全体に味がなじんだら，溶き卵を流し込み，ざっくりと混ぜる。
3. お皿に盛り，粗挽き黒こしょうをふる。

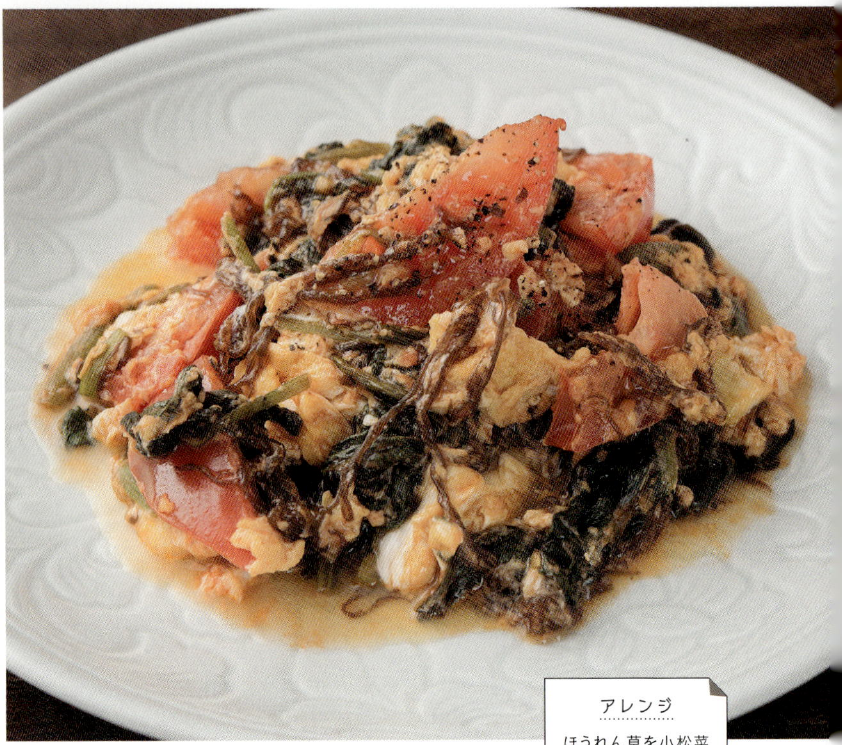

アレンジ
ほうれん草を小松菜などに変えても。

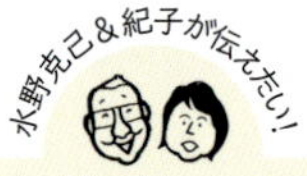

水溶性の食物繊維を含む海藻類は便秘の予防にもなります

ほうれん草などに含まれる非ヘム鉄はそのままでは吸収されにくいですが，ビタミンCやクエン酸と一緒に摂取するとヘム鉄並みの吸収率になります。ほうれん草などに含まれるアクの成分であるシュウ酸は，鉄の吸収を妨げるので，しっかりとアクを抜きましょう。最近はサラダ用としてアクの少ないタイプも市販されています。上手に活用すると時短にもなります。
「鉄＝ほうれん草」というイメージがありますが，小松菜もほうれん草以上の鉄，カルシウム，ビタミンC･Eを含みます。アクも少なく，β-カロテン，食物繊維も多く含むので，積極的にとりたい野菜の1つです。

Q&A 卵とアレルギーは関係があるの？

妊娠中に鶏卵や乳製品を控えることで生まれてくる子どもがアレルギー疾患にかかりにくくなるということはありません。卵はアミノ酸スコアが高く，重要なたんぱく質の供給源になります。

《レシピ No.6》

切り干し大根としじみと小松菜の炒め煮

〈1人あたり〉
エネルギー……86kcal
たんぱく質……3.2g
塩分……0.7g
★鉄……3.2mg

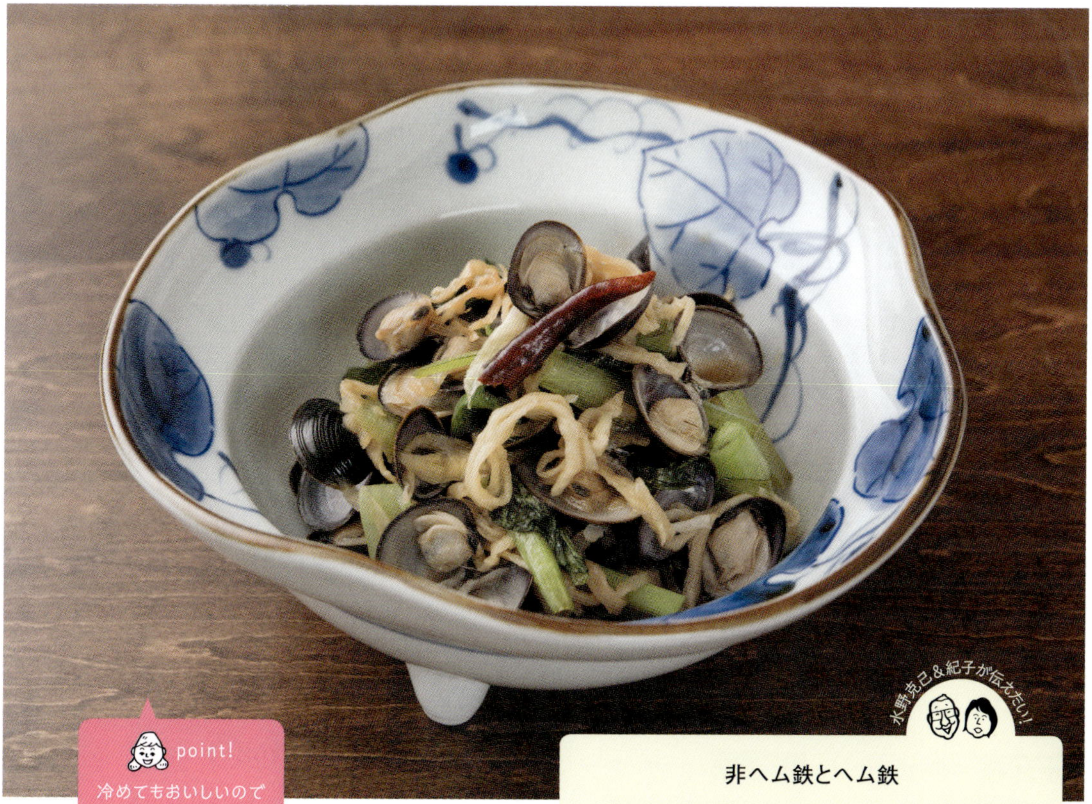

point!
冷めてもおいしいので常備菜にしても。

水野克己＆紀子が伝えたい！

非ヘム鉄とヘム鉄

青菜や豆などの非ヘム鉄は，ビタミンCや動物性のたんぱく質と一緒の摂取で吸収率がよくなります。赤身の肉や魚などは吸収率のよいヘム鉄と良質のたんぱく質を含むため，組み合わせて摂取するとよいでしょう。

材料（3～4人分）

切り干し大根	30g（乾燥）
しじみ（殻つき）	200g（身だけで50g）
小松菜	150g
酒	大さじ2
水	50cc
みりん	大さじ1/2
しょうゆ	大さじ1/2
赤唐辛子	1本
サラダ油	大さじ1/2

つくり方

1. 切り干し大根はさっと洗ってから水に5分ほど浸けてもどす。水けをよくしぼってから食べやすい長さに切る。しじみは殻ごとよく洗い，砂出しをする。小松菜は2cm長さに切る。赤唐辛子は半分に折って種を出す。
2. フライパンにサラダ油，赤唐辛子を入れて弱火にかける。香りがたったら中火にし，①の切り干し大根，しじみを加え炒める。全体に油がまわったら酒，水を加えてふたをし，2分ほど蒸し煮する。しじみの口が開いたら，小松菜を加えて炒め合わせ，みりん，しょうゆを加え，汁気が少なくなるまで煮る。

《レシピ No.7》

あさりと豚肉とパセリのワイン蒸し

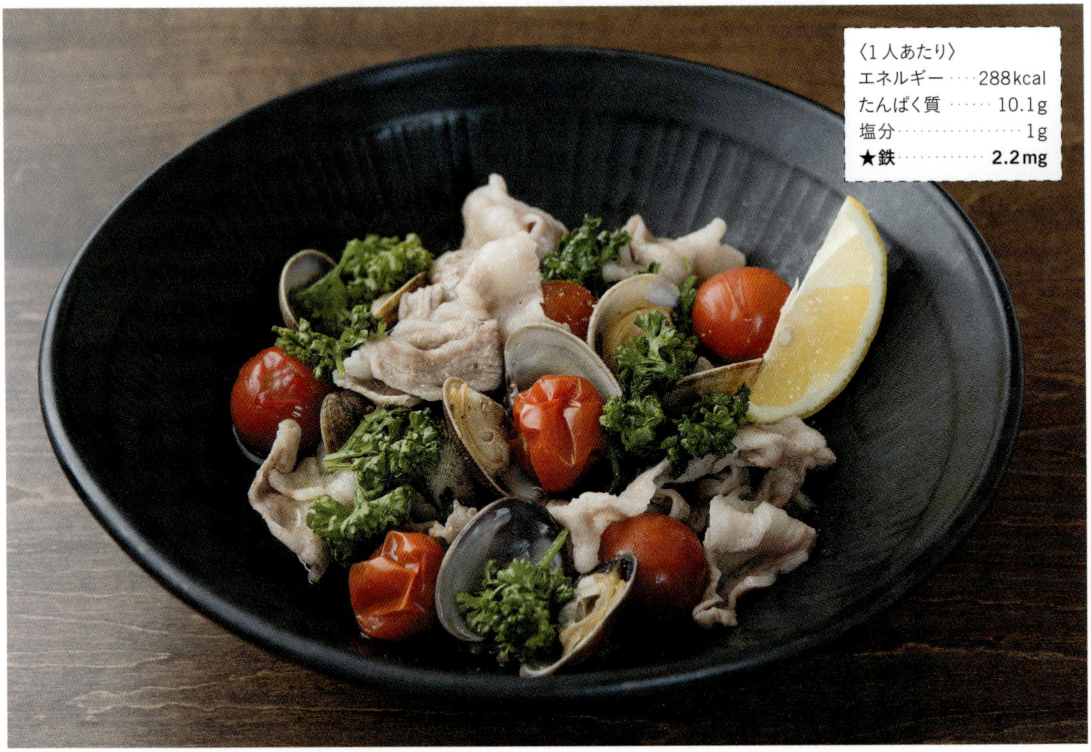
〈1人あたり〉
エネルギー……288kcal
たんぱく質……10.1g
塩分……1g
★鉄……2.2mg

材料（2人分）

- あさり(殻つき)……180g(身だけで70g)
- 豚バラ肉……100g
- ミニトマト……8個
- パセリ……1枝
- 塩……少々
- 白ワイン……大さじ1
- オリーブオイル……大さじ1
- 粗挽き白こしょう……少々
- レモン……1/4個

つくり方

1. あさりは殻をよく洗って砂出しをする。豚肉は3～4㎝長さに切る。ミニトマトはヘタを取り，パセリはちぎっておく。レモンはくし形に切る。
2. 耐熱皿に①の材料をのせ，塩，白ワインをふってラップをかける。電子レンジで6～7分ほど加熱する。あさりの口が開き，豚肉に火がとおったらオリーブオイルをかけて，白こしょうをふり，レモンを添える。

アレンジ

あさりからしっかりだしが出るので，白菜やキャベツ，きのこ類を足しても。豚バラ肉を赤身に変えればヘルシーに。

鉄に加え，ビタミンB_{12}・葉酸摂取で造血能アップ

あさりは鉄以外に，ビタミンB群も豊富です。そのほかに，鉄・葉酸・ビタミンB_{12}の多いレバー・貝類・サンマ・乳製品などを摂取して，造血能をアップしましょう。

酸性の調味料

酸性の調味料は胃粘膜を刺激し，胃酸の分泌を高め，鉄の吸収率を高めます。クエン酸は鉄以外に，カルシウム・亜鉛などの金属と結びつくこと（キレート化）で易溶性となり，吸収率を高めてくれます。

《レシピ No.8》

豚レバー入りポークカレー

〈1人あたり〉
エネルギー……442kcal
たんぱく質……20.1g
塩分……4g
★鉄……8.3mg
(ごはんは除いて計算)

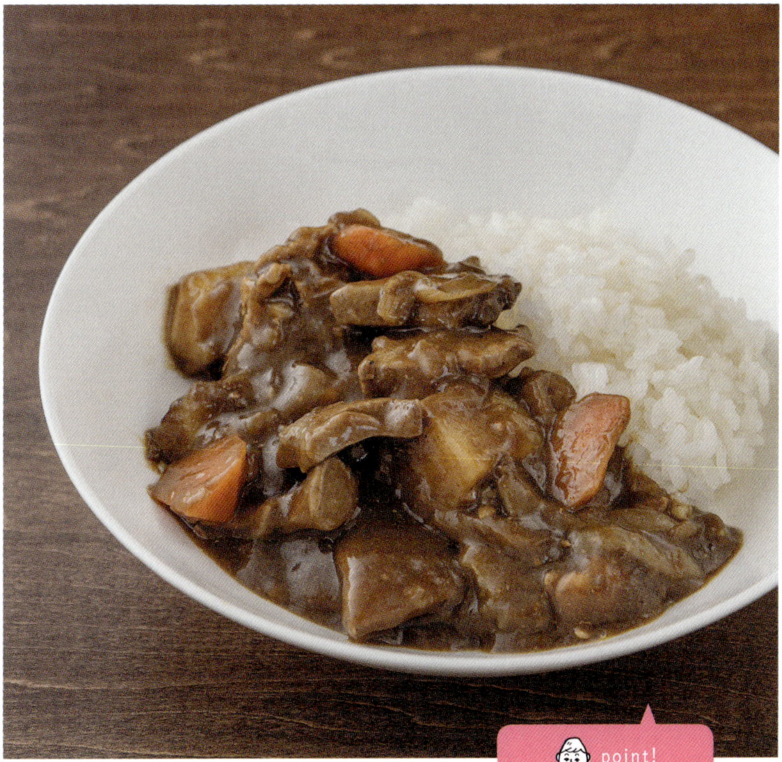

材料 (4人分)

豚レバー	200g
豚小間肉	150g
玉ねぎ	1/2個
セロリ	1/2本
にんにくみじん切り	大さじ1
しょうがみじん切り	大さじ1
カレールー	約150g
水	500g
オリーブオイル	大さじ1
ごはん	適量

つくり方

1. 豚レバーは流水でよく洗い，一口大に切る。玉ねぎはくし形に切る。セロリは薄い小口切りにする。
2. 鍋にサラダ油を弱火で熱し，にんにく，しょうがを加え炒める。香りがたったら中火にし玉ねぎ，セロリを加え，薄茶色になるまで炒め，レバー，豚肉を加えてさらに炒める。肉の色が変わったら水を加えて15分ほど煮て，カレールーを加える。
3. お皿にごはんを盛り，カレーをかける。

point!
レバーが苦手な人もカレーに入ると臭みがあまり気にならなくなります。

Q&A 鉄鍋っていいの?

鉄鍋からの鉄の溶け出しを期待するのであれば揚げ物は避けましょう。鉄は油に溶けないので揚げ物では効果を期待できません。

水野克己&紀子が伝えたい!

ビタミンAの過剰摂取には要注意

鉄を多く含む食材といえばレバーですが，食べ過ぎるとビタミンA（レチノール）を過剰に摂取することになり，とくに妊娠初期には注意が必要です。上限許容量を時々超えるくらいであれば影響がないと考えられますが，妊娠初期の過剰摂取で先天奇形（心奇形，小頭症）の報告があるため，毎日摂取するような食べ方は避けたほうがよいでしょう。
なお，緑黄色野菜に含まれるβ-カロテン（ビタミンAの前駆体）はレチノールの不足時のみビタミンAに変換されるので，過剰摂取の心配はありません。β-カロテンは加熱調理や油に溶けた状態のほうが吸収率はアップします。サラダにはマヨネーズやオイル含有のドレッシング，良質のオイルを活用しましょう。

【ビタミンD摂取の工夫】

《レシピ No.9》

きくらげと干ししいたけと豚肉とチンゲンサイの中華炒め

〈1人あたり〉
エネルギー……290kcal
たんぱく質……13.0g
塩分……2g
★ビタミンD……3.4μg
★食物繊維……4.4g

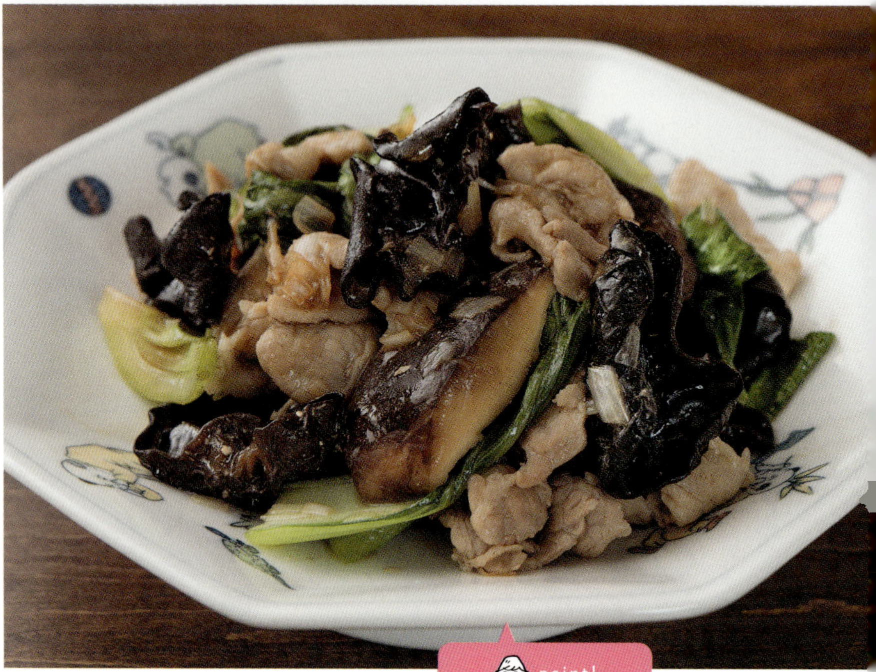

材料（2人分）

きくらげ……5g（乾燥）
干ししいたけ……4枚
豚小間肉……120g
塩，こしょう，小麦粉……各少々
チンゲンサイ……1個
ねぎ……10㎝
Ⓐ オイスターソース……大さじ1
Ⓐ しょうゆ……大さじ1/2
Ⓐ 酒……大さじ1
Ⓐ 砂糖……小さじ1
サラダ油……大さじ1/2

つくり方

1. きくらげはよく洗ってぬるま湯で戻し，食べやすい大きさに切る。干ししいたけも戻し，食べやすい大きさに切る。チンゲンサイは半分の長さに切って根元は縦に4～6等分に切る。ねぎは粗みじん切りにする。豚肉は塩，こしょうをし，小麦粉をまぶす。Ⓐの材料を合わせておく。
2. フライパンにサラダ油を熱し，豚肉を炒める。肉の色が変わったら水けをきったきくらげ，干ししいたけ，チンゲンサイを加え炒め合わせる。Ⓐを加えて全体がなじんだら，ねぎを加えさっと混ぜる。

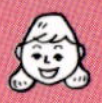
point!
干ししいたけを使うことでビタミンDアップ。

水野克己＆紀子が伝えたい！

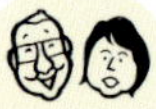

最近話題のビタミンD

ビタミンDは脂溶性のビタミンで，体内に貯蔵することができます。多様な免疫作用があり，アレルギー疾患や感染症の予防において話題の栄養素です。妊娠中からの摂取が重要で，妊婦がビタミンD欠乏状態であれば胎児もビタミンD欠乏となりますし，母乳中のビタミンD濃度も母親に依存しています。
現代の日本人は，日焼け止めの普及，摂取不足，食事の偏りなどからビタミンD不足が懸念されています。ビタミンDを多く含む魚・卵黄・きのこなどの食材は，妊娠中から積極的に摂取したい食材です。とはいっても，ヒトが得るビタミンDの8割は紫外線により皮膚で産生されたもので，経口摂取には上限量があり，食事だけで必要量を満たすことは現実的でありません。そのため，妊娠・授乳期間中には，赤ちゃんと共に日にあたることの重要性を伝えましょう。

《レシピ No.10》

サケとしらすときゅうりの簡単混ぜ寿司

〈1人あたり〉
エネルギー……436kcal
たんぱく質……20.6g
塩分……2.5g
★ビタミンD……13.5μg
★カルシウム……130mg

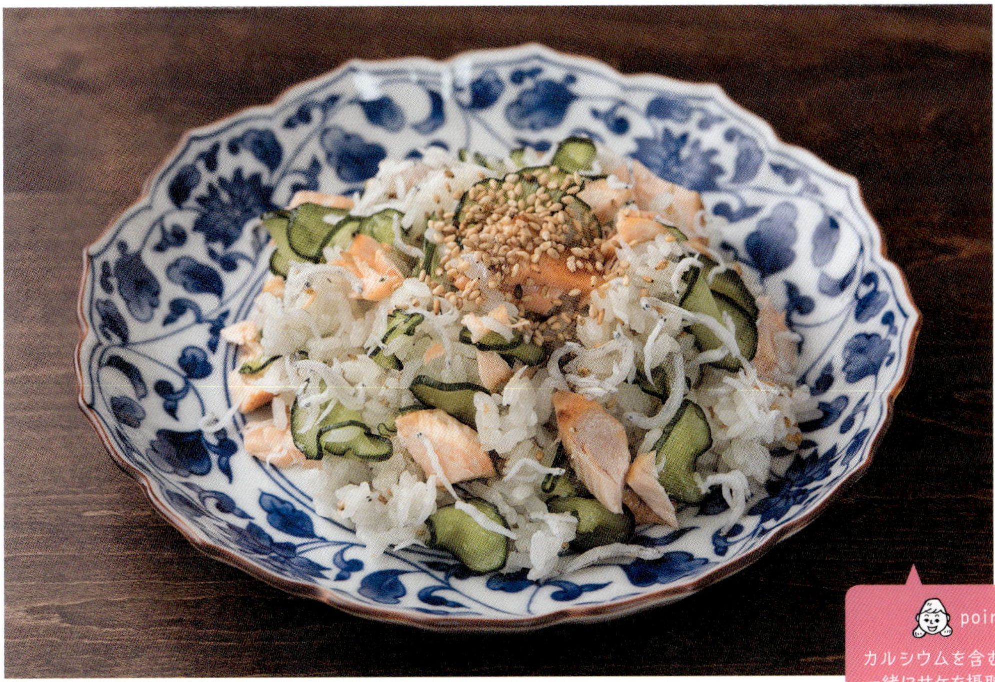

point!
カルシウムを含むしらすと一緒にサケを摂取して，ビタミンDの吸収率をアップ。

材料（2人分）

サケ（生）……1切れ
しらす干し……20g
きゅうり……1本
塩……小さじ1/3
温かいごはん……300g
寿司酢……大さじ2
白いりごま……大さじ1 適量

塩分を控えるため，サケは生か甘塩（塩分3%）を使用。なお，サケはピンク色をしていますが白身魚に分類され，鉄含有量は高くありません。

つくり方

1. サケは焼いて皮と骨を除き，身をほぐす。きゅうりは薄い小口切りにして塩をふって軽く揉み，5分ほどたったら水けを絞る。
2. ごはんに寿司酢を加えて混ぜ合わせ，サケ，きゅうり，しらす干し，ごまを加えてざっくりと合わせ混ぜる。
3. お皿に移し，ごまをふる。

Q&A 妊娠中にはカルシウムを付加するほうがいいの？

現在は，妊娠・授乳中にカルシウムを付加する必要はないことになっています。そうはいっても現代人はカルシウムが不足しがちです。推奨量未満の女性には積極的に摂取するように伝えます。カルシウムは，乳製品からの吸収率が高い（40～50%）ですが，小魚（約30%），青菜（約18%）などにも含まれます。和食中心で乳製品（牛乳，ヨーグルト）を摂取しない人には，吸収率のよい乳製品をとってもらいましょう。毎日乳製品を摂取している人は，そのほかの食品で補うとよいでしょう。

【脂肪酸摂取の工夫】

《レシピ No.11》

くるみとツナとさつまいもの ホワイトシチュー

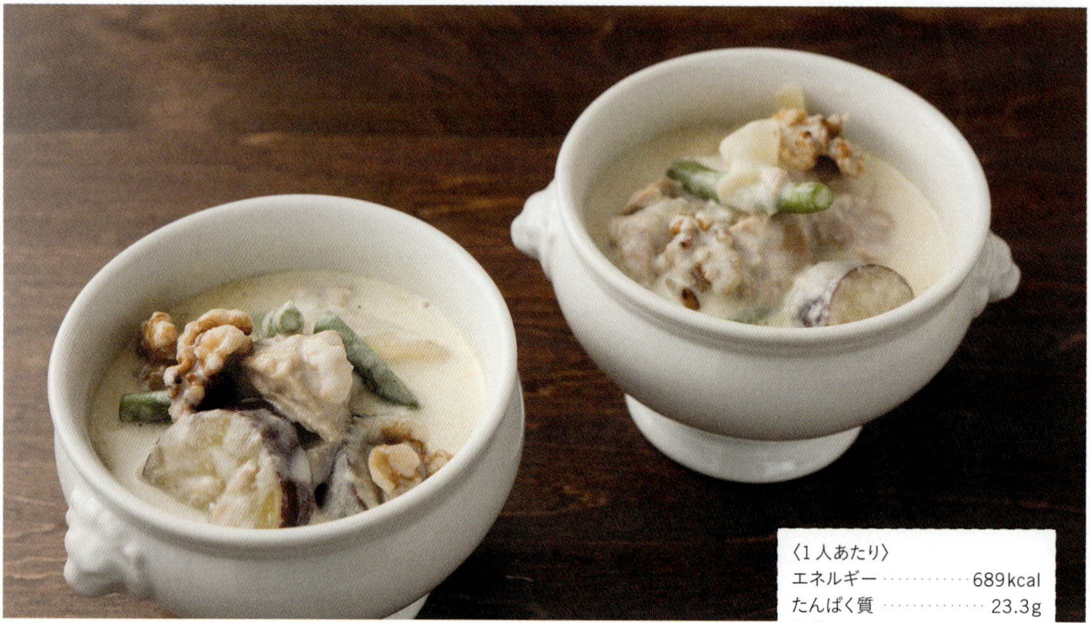

〈1人あたり〉

エネルギー	689kcal
たんぱく質	23.3g
塩分	2.3g
★飽和脂肪酸	**9.56g**
★1価不飽和脂肪酸	**14.5g**
★多価不飽和脂肪酸	**15g**

材 料（2人分）

くるみ（製菓用）	20g
ツナ缶	正味約150g
さつまいも	1本（約200g）
玉ねぎ	1/2個
いんげん	8本
固形コンソメ	1個
牛乳	300cc
小麦粉	大さじ1
塩・こしょう	各少々
オリーブオイル	大さじ2

オリーブオイルの量を減らしてカロリーダウンに。

つくり方

1. くるみはフライパンで乾煎りする。
2. ツナは油をきる。さつまいもは一口大に切って水に5分ほどさらし，水けをきる。玉ねぎはくし形に，いんげんは3cm長さに切る。
3. 鍋にオリーブオイルを熱し玉ねぎ，さつまいもを加え炒める。玉ねぎが透きとおってきたら小麦粉を加えてさらに炒め，粉っぽさがなくなったら牛乳，コンソメを加える。混ぜながら少しとろみがついてきたら，ツナ，いんげんを加え，とろりとするまで煮る。塩，こしょうで味をととのえ，①のくるみを加える。

ナッツ類の保管法

ビタミンEを多く含むくるみなどのナッツ類は，古くなると酸化しやすいという欠点があります。開封後は冷暗所に保存して早めに食べ切ります。間食などで手軽に摂取しやすいですが，エネルギーも高いので食べ過ぎないようにしましょう。また，塩分も気になるところです。無塩のものを選びましょう。

《レシピ No.12》

サバ缶のトマト煮

〈1人あたり〉
エネルギー……395kcal
たんぱく質……24.3g
塩分……2.5g
★飽和脂肪酸……4.2g
★1価不飽和脂肪酸……12.5g
★多価不飽和脂肪酸……4.1g

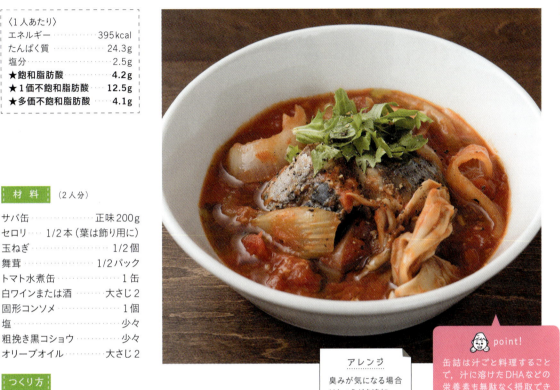

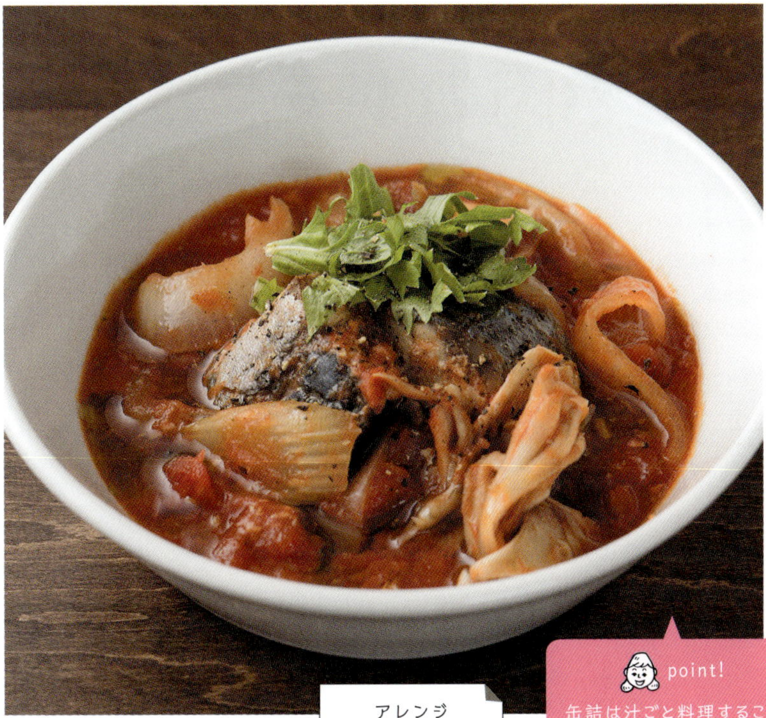

アレンジ
臭みが気になる場合はしょうがを追加。

point!
缶詰は汁ごと料理することで，汁に溶けたDHAなどの栄養素も無駄なく摂取できます（DHAは調理の際に溶け出しやすい）。妊婦には塩分の少ない水煮がおすすめ。

材料 （2人分）

サバ缶……正味200g
セロリ……1/2本（葉は飾り用に）
玉ねぎ……1/2個
舞茸……1/2パック
トマト水煮缶……1缶
白ワインまたは酒……大さじ2
固形コンソメ……1個
塩……少々
粗挽き黒コショウ……少々
オリーブオイル……大さじ2

つくり方

1. セロリは斜め切りに，玉ねぎは繊維にそって薄切りにする。舞茸は小房に分ける。
2. 鍋にオリーブオイルを中火で熱し，①のセロリ，玉ねぎを炒める。しんなりしてきたら舞茸を加えてさっと炒め，白ワインを加える。トマトの水煮を加えてトマトをへらなどで崩すようにしながら5分ほど煮，サバ缶を汁ごと，コンソメを加えてさらに5分ほど煮る。塩，こしょうで味をととのえる。
3. お皿に②を移し，ちぎったセロリの葉を添える。

Q&A メチル水銀が心配なのですが，魚を食べるときに注意することは？

魚にはDHAやEPAなどのn-3系多価不飽和脂肪酸やビタミンDが多く含まれます。Ⅰ章p20のコラムを参考にして過剰に制限をしないようにしましょう。

水野克己＆紀子が伝えたい！

n-3系多価不飽和脂肪酸の摂取不足

調理油などのn-6系多価不飽和脂肪酸に対し，n-3系多価不飽和脂肪酸の摂取は不足がち。また，煮魚などに含まれるDHAは調理法によっても減少してしまいます。

抗酸化作用の高い食材の効果

抗酸化作用の高い食材を妊娠中から摂取することは，生まれてくる子どものアレルギー疾患予防や免疫発達にプラスの効果をもたらすと考えられています。抗酸化物質にはビタミンA・C・Eやアントシアニン，リコピンなどがあります。ビタミンA・C・Eを一緒に摂取することで相乗効果も期待できます。トマトに含まれるリコピンは加熱や加工に強いという特徴があり，利用しやすい食材です。

【プロバイオティクス摂取の工夫】

《レシピ No.13》

玉ねぎとごぼうと牛ひき肉のキーマカレー

〈1人あたり〉
エネルギー……478kcal
たんぱく質……19.2g
塩分……4g
★食物繊維……5.9g
(ごはんを除いて換算)

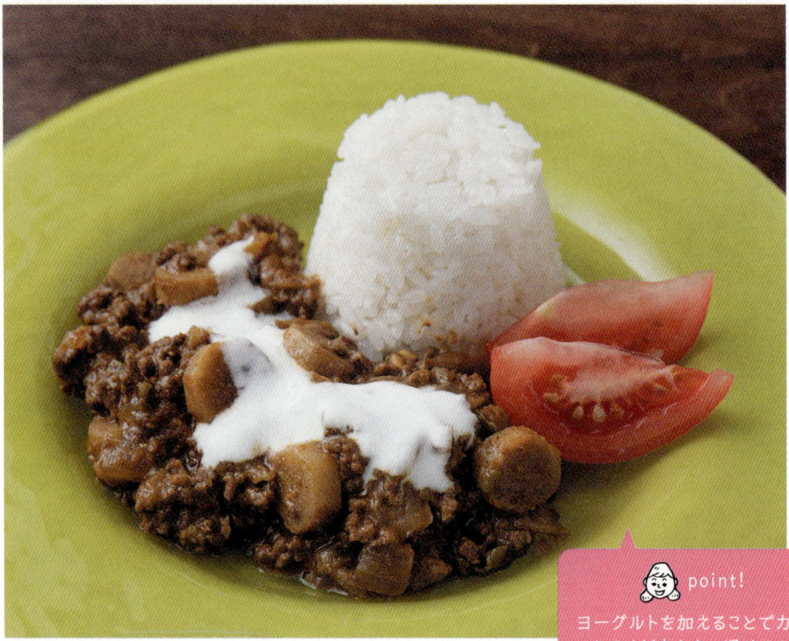

point!
ヨーグルトを加えることでカレーにこくが出ます。温めるので酸味は気になりません。野菜はお好みのものをいろいろと。

材料 (3～4人分)

牛ひき肉	300g
塩・こしょう	各少々
ごぼう	1/2本
玉ねぎ	1個
ピーマン	1個
にんにくみじん切り	1片分
カレー粉	大さじ2～3
トマトジュース	400cc
ヨーグルト	大さじ4(適量)
塩	小さじ2
こしょう	少々
オリーブオイル	大さじ1
ごはん	適量

つくり方

❶ごぼうは皮を削いで1cm幅の小口切りにして，5分ほど水にさらす。玉ねぎは1cm角に，ピーマンは粗みじん切りにする。牛肉に塩，こしょうをふっておく。

❷鍋にオリーブオイル，にんにくを入れて火にかける。香りがたったらごぼう，玉ねぎを加えて薄茶色になるまで炒める。ごぼう，牛肉，ピーマンを加えてさっと炒め合わせ，肉の色が変わったらカレー粉を加えて全体になじむまで炒める。トマトジュース，塩を加えて汁気が少なくなるまで煮て，仕上げにヨーグルトを加え混ぜ，塩，こしょうで味をととのえる。

❸お皿にごはんを盛り，②をかける。ヨーグルトをかけても。

水野克己&紀子が伝えたい!

プロバイオティクスとプレバイオティクス

プロバイオティクスは，腸内細菌叢を整えてくれます。ヨーグルトのほかに，漬け物やキムチも，発酵によって乳酸菌が豊富な食品です。納豆をつくる納豆菌も優れたプロバイオティクスの1つです。一方，プレバイオティクスとは，腸内のプロバイオティクスのエサになり善玉菌を増やすもので，腸内で消化されにくいオリゴ糖や食物繊維(イヌリン)などを指します。乳製品，はちみつ[注)]，玉ねぎ，キャベツ，アスパラガスなどがあげられます。両方の食材を一緒にとると，さらに効果的です。ちなみに，母乳もオリゴ糖を含みます。

注：はちみつの摂取は，ボツリヌス菌感染の危険があるため1歳までは禁止です。

《レシピ No.14》

ヨーグルト入り バナナパンケーキ

〈1人あたり〉
エネルギー……559kcal
たんぱく質……17.3g
塩分……1.5g
★ビタミンB_6……0.3mg
★カルシウム……250mg

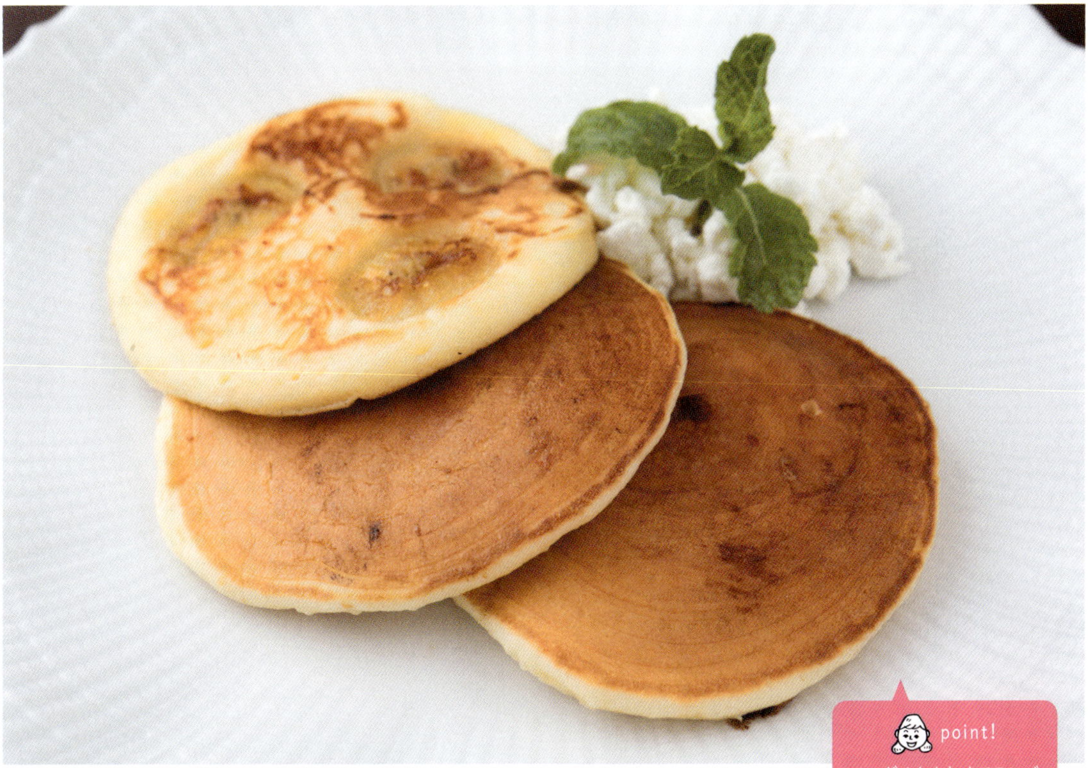

point!
ヨーグルトを加えることで生地がしっとりとします。バナナ以外にお好みのフルーツを入れても。

材料 (2人分)

バナナ	1本
プレーンヨーグルト	100cc
ホットケーキミックス	200g
卵	1個
牛乳	100cc
カッテージチーズ	大さじ2
メープルシロップ	大さじ1
ミントの葉	適量

つくり方

1. ボウルにホットケーキミックス，ヨーグルト，卵，牛乳を合わせ混ぜる。バナナは5mm幅の小口切りにする。
2. フライパンにバターを熱し，①の生地をお玉半分くらいの量を流しこみ，①のバナナをのせていく。生地がふつふつとしてきたら，裏返して色よく焼く。
3. お皿に②を並べ，カッテージチーズ，ミントを添え，メープルシロップをかける。

水野克己＆紀子が伝えたい！

プロバイオティクスとアレルギーの関連

近年，プロバイオティクスとアレルギーの関連が話題になっていますが，研究では菌そのものの投与についてであり，ヨーグルトなどの食品によるアレルギー予防効果は認められていません。

デザート

【脂肪分が少ないメニュー】

《レシピ No.15》

バナナ豆乳アイス

〈1人あたり〉
エネルギー……180kcal
たんぱく質……4.7g
塩分……0g

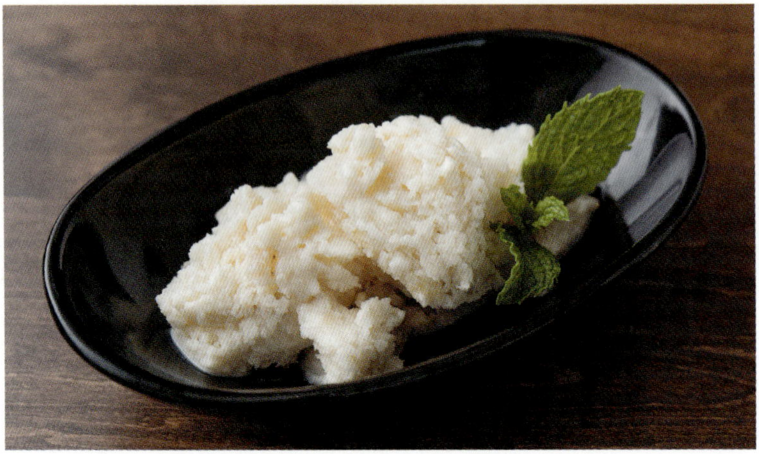

材料（2人分）

バナナ……1本
豆乳……200cc
プレーンヨーグルト……50cc
砂糖……大さじ3～4

つくり方

❶ボウルに1㎝幅に切ったバナナを入れ，フォークなどで潰す。ヨーグルト，砂糖を加えてよく混ぜ，さらに豆乳を加え混ぜる。
❷密閉容器に移して，約一晩冷凍庫で冷やし固める（途中何度かフォークなどで崩しながら固めると，ふんわりと仕上がる）。

《レシピ No.16》

ドライあんず入り寒天

〈1人あたり〉
エネルギー……148kcal
たんぱく質……2.9g
塩分……0g

材料（3人分）

ドライあんず……12個
粉寒天……8g
水……400cc
砂糖……大さじ4

つくり方

❶小鍋に粉寒天，水を入れて火にかける。沸騰しないように気をつけながら，2分ほどかき混ぜながら火にかける。砂糖を加え煮溶かす。
❷容器に①を流し込み，ドライあんずを加え，冷蔵庫で1時間ほど冷やし固める。食べやすい大きさに切る。

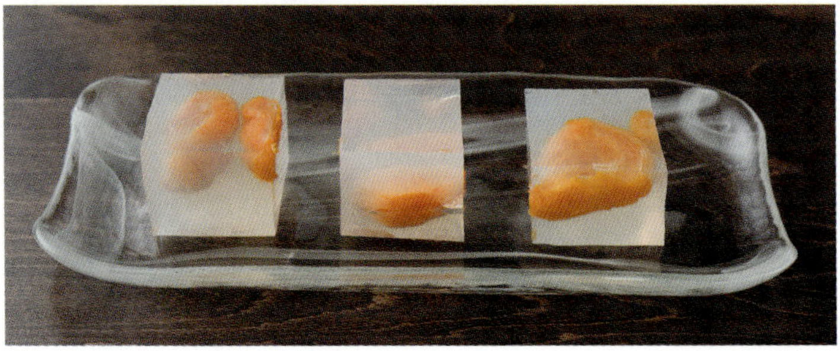

水野克己＆紀子が伝えたい！

トランス脂肪酸の母乳への移行

母親がトランス脂肪酸を多く含む食品を摂取した場合，トランス脂肪酸が母乳に移行します。それにより，赤ちゃんの多価不飽和脂肪酸の生合成が阻害され，発達に影響を与える可能性が示唆されています。日本人の大多数はWHOの目標を下回っており，影響は小さいと思われますが，加工油脂を多く含む食品の摂取は減らしたいものです。

【季節の果物を使ったメニュー】

《レシピ No.17》

いちごの豆乳クラフティ

（約12×8㎝の耐熱皿）2個分

〈1人あたり〉
エネルギー……247kcal
たんぱく質……6.9g
塩分……0.5g

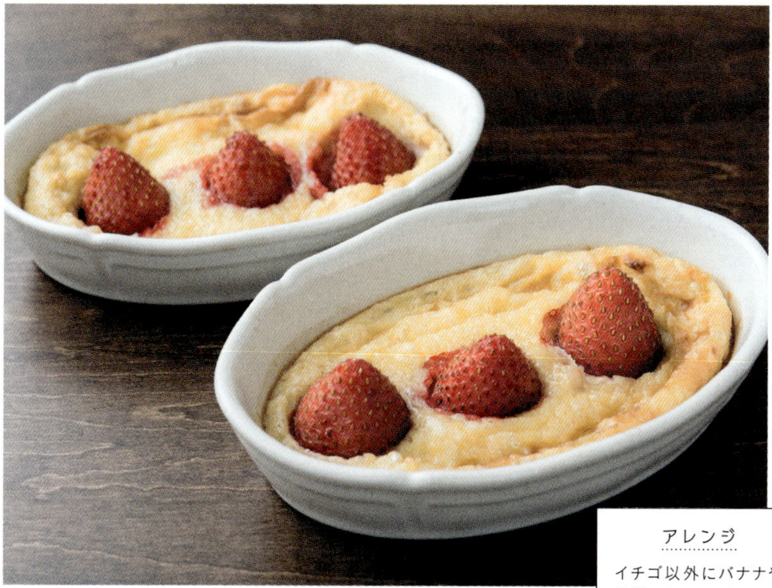

材 料（2人分）

いちご	6個
豆乳	100cc
卵	1個
溶かしバター	大さじ1
砂糖	30g
小麦粉	30g

つくり方

1. ボウルに卵を溶きほぐし，豆乳，溶かしバター，砂糖，小麦粉を加え混ぜる。
2. 耐熱皿に①を流し込み，いちごを並べる。温めておいたトースターで10分ほど焼く。

アレンジ
イチゴ以外にバナナや黄桃，パイナップルでも。

《レシピ No.18》

ヨーグルトとカッテージチーズのミニパフェ

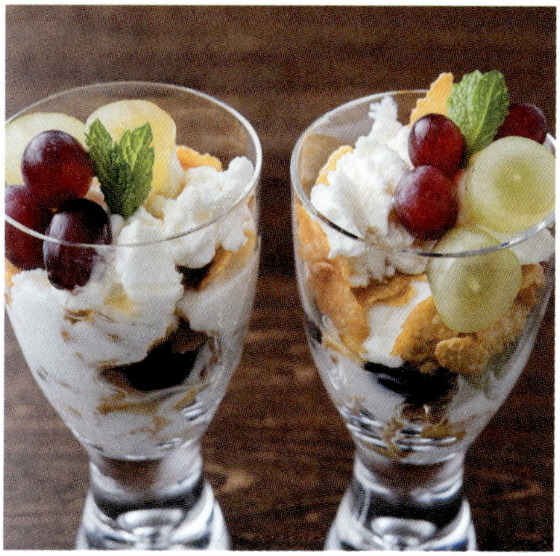

〈1人あたり〉
エネルギー……132kcal
たんぱく質……4g
塩分……0.5g

材 料（2人分）

プレーンヨーグルト	大さじ4
カッテージチーズ	大さじ2
コーンフレーク	大さじ4
メープルシロップ	大さじ2
ブドウ	適量
ミントの葉	適量

つくり方

1. ガラスのコップなどにヨーグルト，カッテージチーズ，コーンフレーク，ブドウを重ねていく。
2. メープルシロップをかけ，ミントの葉を飾る。

アレンジ
果物は季節のものやお好みのものを。メープルシロップのかわりにジャムやはちみつでも。

《レシピ No.19》

ツナと冬瓜と豆もやしの豆乳煮

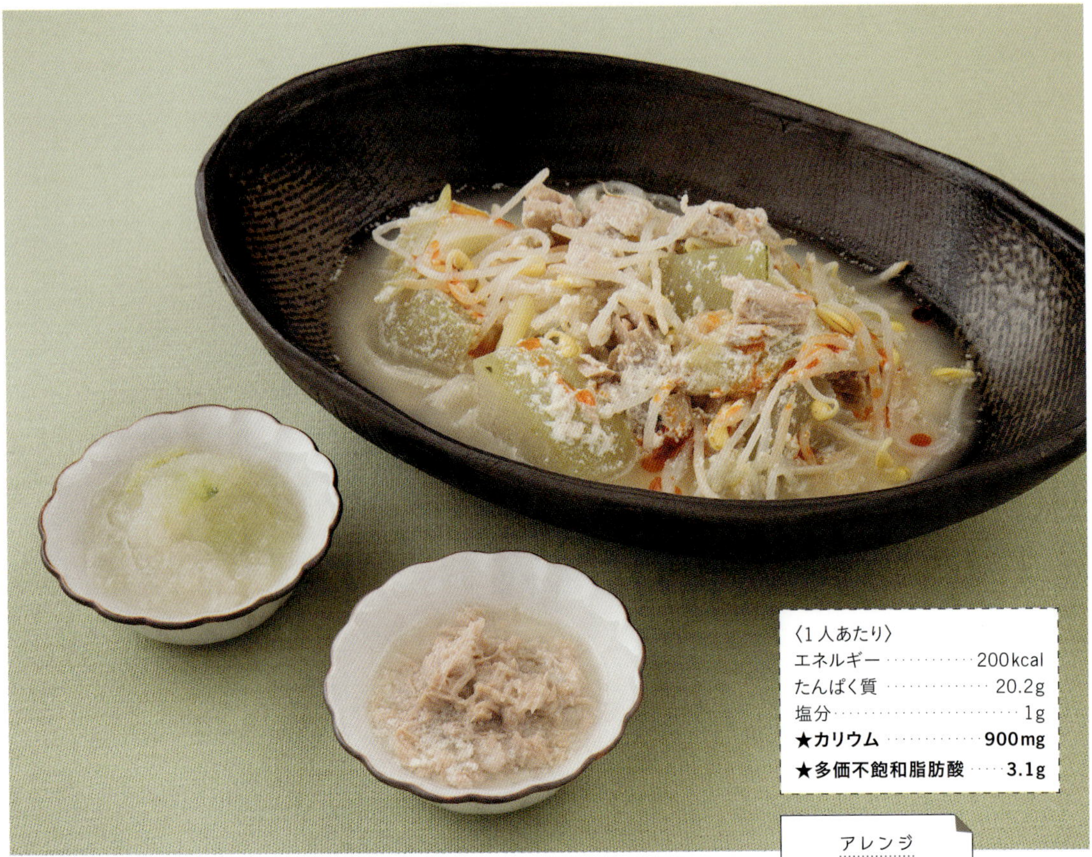

〈1人あたり〉

エネルギー	200kcal
たんぱく質	20.2g
塩分	1g
★カリウム	**900mg**
★多価不飽和脂肪酸	**3.1g**

アレンジ

豆腐などを加えてボリュームアップしても。

材料（2～3人分）

ツナ缶	正味約150g
冬瓜	400g
豆もやし	100g
ねぎ	1/2本
豆乳	200cc
鶏ガラスープの素	小さじ2
水	200cc
塩，こしょう	各少々
ラー油	適量

つくり方

❶冬瓜は5㎝角ぐらいに切り，種と皮を除く。豆もやしはひげ根を取り，ネギは斜め薄切りにする。

❷鍋に水，冬瓜，豆もやし，ねぎを入れて中火にかける。冬瓜に火が通ってきたら弱火にし，油をきったツナ，豆乳を加えて2分ほど煮る。→　赤ちゃん用に冬瓜とツナ適量を取り出しておく。

❸②に鶏ガラスープの素，塩，こしょうを加えて味をととのえる。やさしい味つけなので，好みでラー油をかけても。

赤ちゃん　ツナと冬瓜を取り出して軽くつぶす。

《レシピ No.20》

牛ひき肉とかぶとさつまいものトマト煮

〈1人あたり〉
エネルギー……640kcal
たんぱく質……22.1g
塩分……3g
★リコピン……52mg

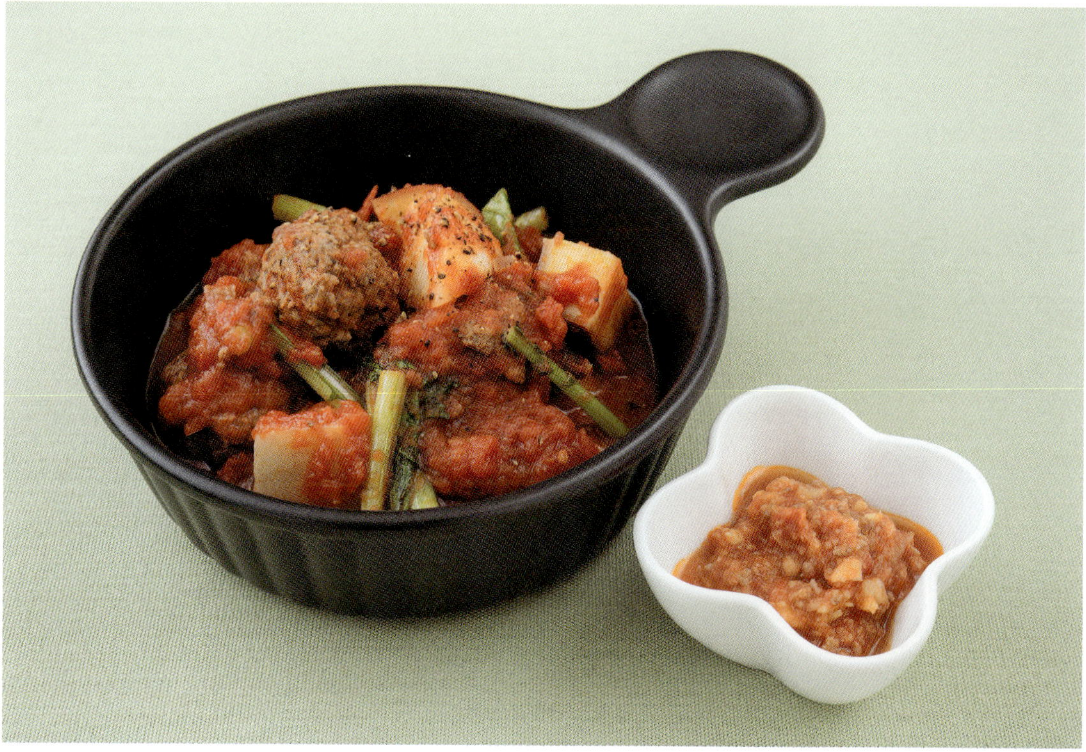

材料（2～3人分）

牛ひき肉	250g
玉ねぎみじん切り	1/2個分
塩	小さじ1/2
小麦粉	大さじ1
かぶ	2個
さつまいも	小1本（約100g）
トマト水煮缶	1缶
固形コンソメ	1個
塩	少々

アレンジ

大人は粗びきこしょうやタバスコをふっても。

つくり方

❶玉ねぎは耐熱皿に入れ，ラップをかけて電子レンジで2分加熱する。さつまいもは1cm幅の輪切りにし，水に10分ほどさらす。かぶは実の部分は皮をむいて8等分のくし形に，茎は3cm長さに切る。

❷ボウルに牛肉200g（50gは取っておく），玉ねぎ，塩，小麦粉を入れて混ぜ合わせ，直径2.5cmくらいに丸めて肉団子にする。

❸鍋にオリーブオイルを熱し，残りの牛ひき肉50gを一緒に加える。肉がぽろぽろになったら，②の牛肉，さつまいもを加えて表面に焼き色をつける。トマト水煮，固形コンソメを加え，へらなどでトマトを崩しながら10分ほど煮る。最後の5分ほどでかぶを加え煮，塩で味をととのえる。

赤ちゃん　ひき肉が入ったソースとともに，かぶ，さつまいもを合わせ，ペースト状にする。

《レシピ No.21》

しらすとトマトとアボカドの和え物

〈1人あたり〉

エネルギー	224kcal
たんぱく質	13.9g
塩分	1.5g
★カルシウム	**130mg**
★一価不飽和脂肪酸	**7.7g**
★多価不飽和脂肪酸	**2g**

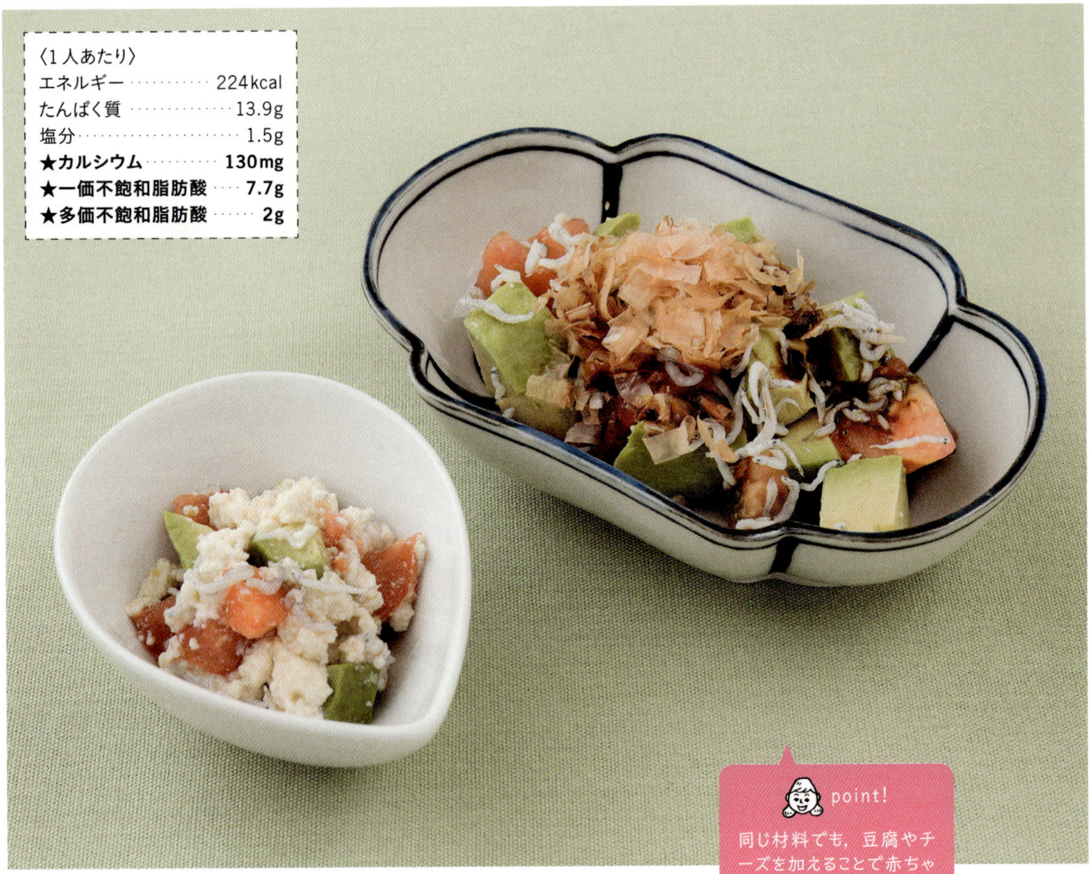

point!

同じ材料でも，豆腐やチーズを加えることで赤ちゃんが食べやすくなります。

材料（2～3人分）

しらす	大さじ5
トマト	2個
アボカド	1個
かつおぶし	5g
しょうゆ	少々
豆腐	30g

つくり方

❶ しらすをさっと湯通しする。トマトは皮を湯むきし，1/4量を赤ちゃん用に5㎜角くらいに，残りは一口大に切る。アボカドは種と皮を取り除き，1/6量を赤ちゃん用に5㎜角くらいに，残りは1㎝角に切る。

お母さん ①のしらす大さじ4，トマト，アボカドを合わせ，おかかを振って，しょうゆをかける。

赤ちゃん 豆腐をフォークなどで潰し，①のしらす大さじ1，トマト，アボカドを加えてあえる。豆腐の代わりにカッテージチーズでもよい。

水野克己＆紀子が伝えたい！

アボカドの脂肪分

アボカドは脂肪分が多く，消化しにくいともいわれています。赤ちゃんには，離乳後期に少量を与えてみるとよいでしょう。

《レシピ No.22》

ひじき入りかぼちゃコロッケ

〈1人あたり〉
エネルギー……407kcal
たんぱく質……9.6g
塩分……2g
★鉄……1.7mg
★β-カロテン……6,000μg

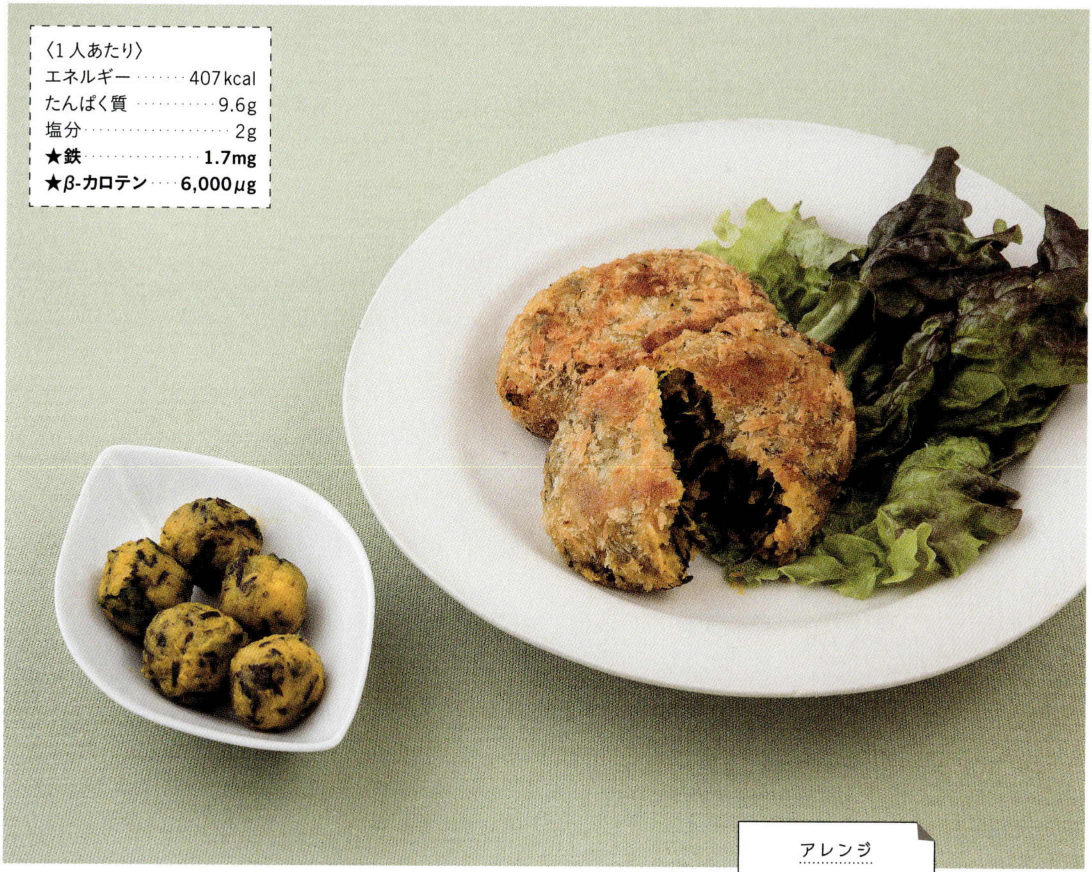

アレンジ
かぼちゃの代わりに，じゃがいも，さつまいもでもおいしくできます。

材 料（2～3人分）

かぼちゃ……300g
ひじき……5g
塩……小さじ1/2
衣 ┌小麦粉……適量
　 │溶き卵……1個分
　 └パン粉……1/2カップ
サラダ油……適量

つくり方

❶ かぼちゃはわたと種を取って一口大に切り，ポリ袋に入れて電子レンジで5分ほど加熱する。火が通ったら，袋の上から潰してペースト状にする。ひじきは水で戻し，さっと湯通しし，粗く刻む。
❷ かぼちゃ，ひじき，塩を合わせ混ぜる。

お母さん ②の約3/4量をたわら型に丸め，小麦粉，卵，パン粉の順に衣をつけてコロッケをつくる。フライパンに深さ1㎝ほどの油を熱し，コロッケを加えて転がしながら色よく揚げる。ソースやしょうゆをかけてもよい。

赤ちゃん ②の残りを食べやすい大きさに丸める。

《レシピ No.23》

豆腐とすりおろしにんじん入りハンバーグ

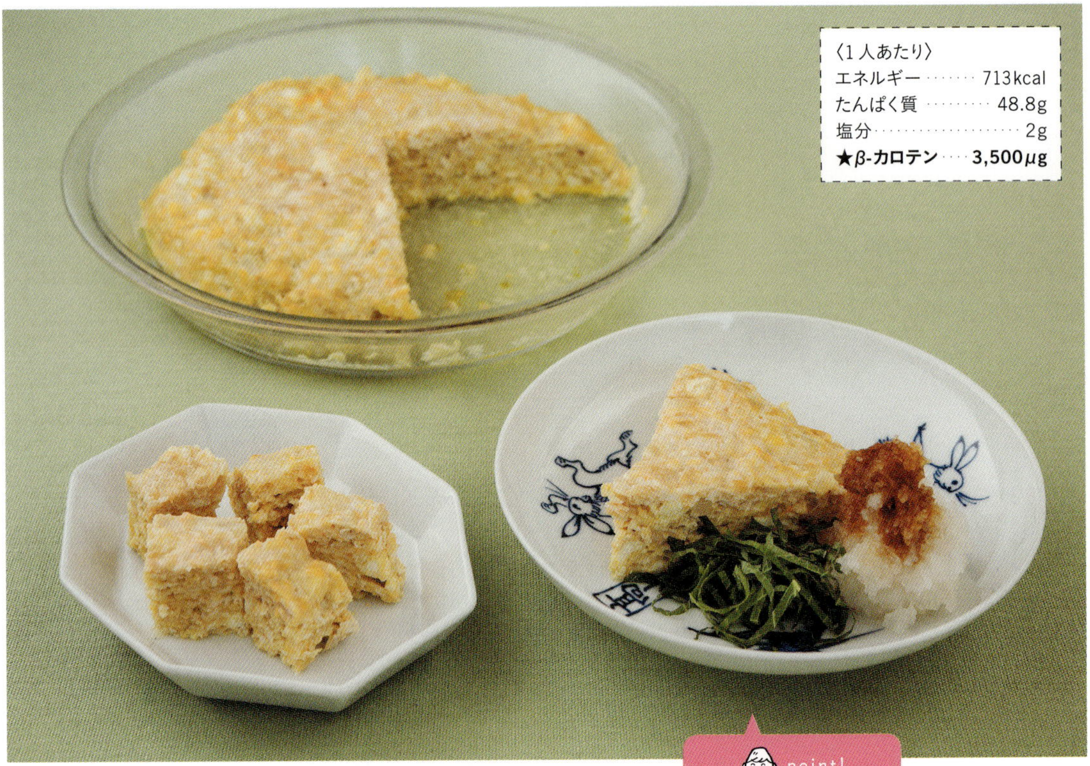

〈1人あたり〉
エネルギー……713kcal
たんぱく質……48.8g
塩分……2g
★β-カロテン……3,500μg

point!
電子レンジを使うことで手軽に，そしてふんわりと仕上がります。

材料（2～3人分）

- 鶏ひき肉……400g
- 玉ねぎみじん切り……1/2個分
- 木綿豆腐……150g
- にんじん……80g
- Ⓐ 卵……1個
- Ⓐ 片栗粉……大さじ1
- Ⓐ パン粉……1/2パック
- Ⓐ 塩……小さじ1/2
- 大葉……適量
- 大根おろし……適量

つくり方

❶豆腐はキッチンペーパーで包んで耐熱皿に並べ，電子レンジで2分ほど加熱して水切りをし，一口大に手でちぎる。にんじんはすりおろす。

❷ボウルに鶏ひき肉，玉ねぎ，①の豆腐，にんじん，Ⓐを入れ，こね混ぜる。全体がよく合わさったら，直径20cmほどの耐熱皿にひろげ，ラップをかけて電子レンジで5～7分ほど加熱し，全体に火を通す。または15分ほど蒸す。

お母さん　放射線状に切って大葉と大根おろしを添える。

赤ちゃん　1.5cm角くらいに切る。

《レシピ No.24》

ひきわり納豆とのりの卵焼き

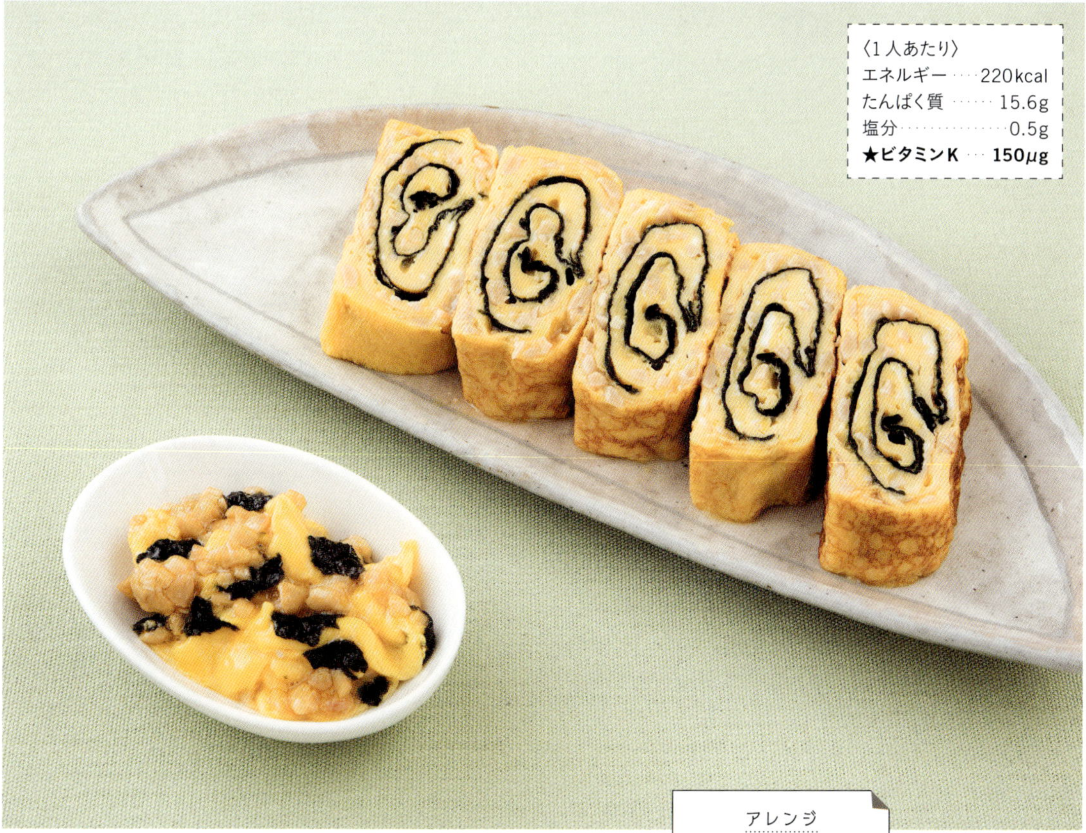

〈1人あたり〉
エネルギー……220kcal
たんぱく質……15.6g
塩分……0.5g
★ビタミンK……150μg

アレンジ

卵焼きにせず，いり卵状にしてごはんにのせて丼にしたり，おかゆに混ぜても。

材料（2人分）

ひきわり納豆……40g
のり……2枚（10×10㎝）
卵……3個
みりん……小さじ2
サラダ油……少々

つくり方

❶納豆はたれを加えて軽く混ぜておく。のりは約1/6量を小さくちぎっておく。
❷ボウルに卵を入れて溶きほぐし，みりん，納豆を加え混ぜる。
❸卵焼き用フライパンにサラダ油を熱し，②の卵液の1/4量を流し入れる。端が固まってきたらのりをのせ，端から巻く。もう一度卵液1/4を流してのりをのせて巻き，端から巻いていく。さらに1/4量の卵液を流し，同様に巻く。

赤ちゃん　フライパンに少量の油を熱し，残りの卵液，ちぎったのりを加え，菜箸で軽く混ぜながら火を通す。

母乳（粉ミルク）を使ったメニュー

《レシピ No.25》

きな粉がゆ

エネルギー	81kcal
たんぱく質	3.1g
塩分	0g

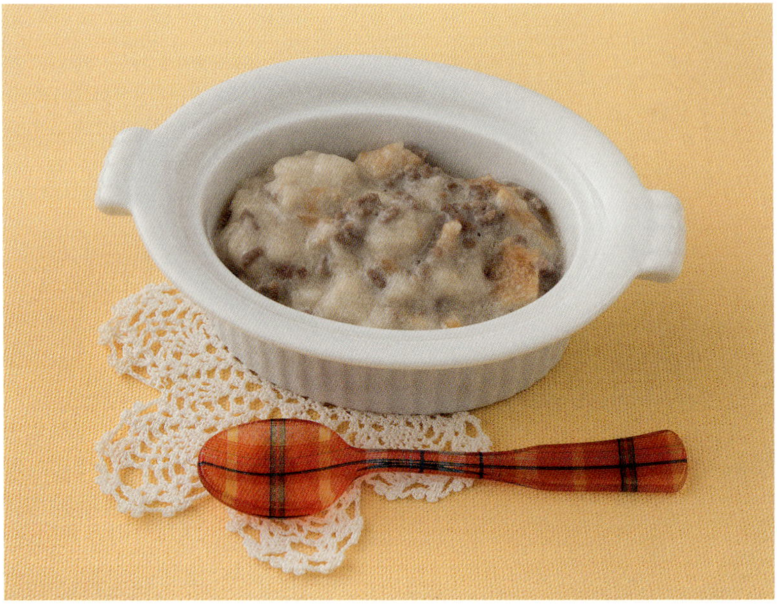

材料

母乳……80cc
（または，粉ミルク…大さじ1
　　　　水……80cc）
きな粉……小さじ1
五分がゆ……60g

つくり方

1. ぬるま湯で粉ミルクを溶かし，きな粉とともに五分がゆに加え混ぜる。

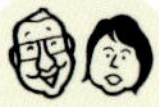
水野克己&紀子が伝えたい！

母乳中のアミラーゼ

母乳を使用することで，母乳中に含まれているアミラーゼにより，補完食に含まれる炭水化物の消化を助けることにつながります。

《レシピ No.26》

牛ひき肉入りのパンがゆ

エネルギー	166kcal
たんぱく質	5.6g
塩分	0g

材料

牛ひき肉（赤身）……15g
サンドイッチ用パン……1/2枚
母乳……80cc
（または，粉ミルク…大さじ1
　　　　水……80cc）

つくり方

1. 小鍋に牛ひき肉，母乳（または水）を入れて火にかける。牛肉に火が通ったら（粉ミルクを入れて溶かし），パンをちぎりながら加え，軽く煮る。

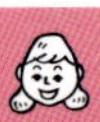
point!

牛肉（赤身）は消化もよいので，補完食にぜひ取り入れて。パンの代わりに米のおかゆでも。

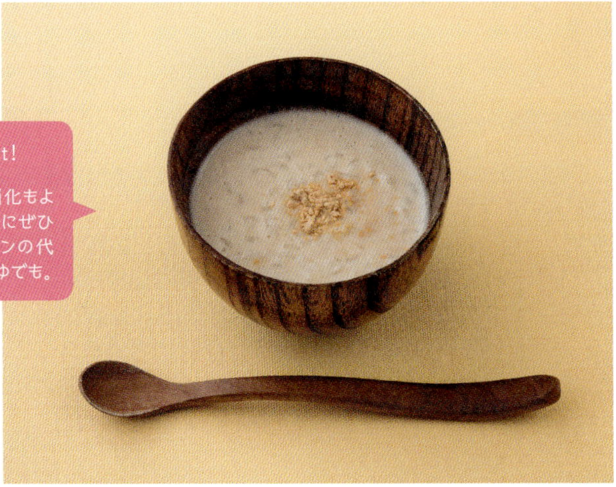

《レシピ No.27》

かぼちゃとしらすのロールサンド

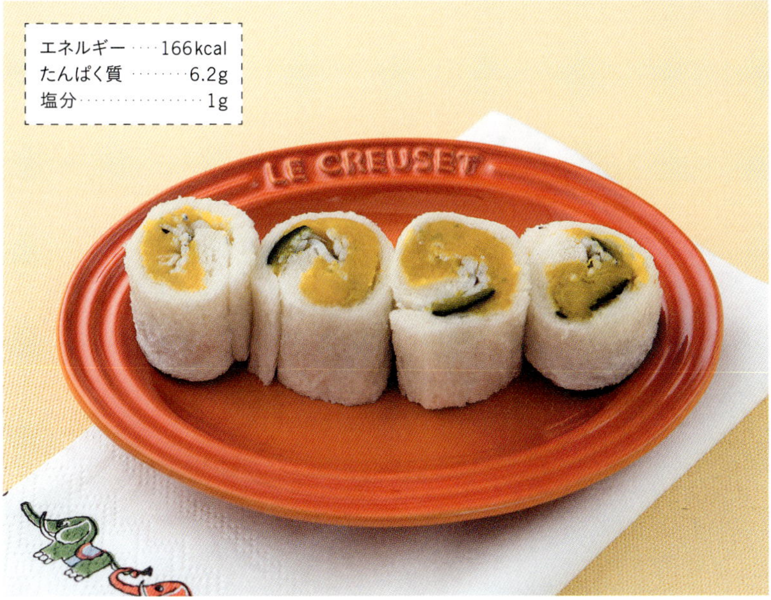

エネルギー……166kcal
たんぱく質……6.2g
塩分……1g

材料

かぼちゃ……20g
しらす……小さじ1
オリーブオイル……少々
サンドイッチ用パン……1枚

つくり方

1. かぼちゃは薄切りにして茹で，水けをきって潰す。
2. ①のかぼちゃ，しらす，オリーブオイルを合わせ混ぜる。
3. 食パンに②をのせて全体にのばし，はじからしっかりと巻き，ラップで包む。3分ほど置き，食べやすい大きさに切る。

《レシピ No.28》

納豆とほうれん草のおやき

エネルギー……116kcal
たんぱく質……8.2g
塩分……0g

材料

ひきわり納豆……20g
茹でたほうれん草……20g
木綿豆腐……60g
小麦粉……大さじ1/2
塩……少々
サラダ油……少々

つくり方

1. ボウルに豆腐を入れてマッシャーまたはフォークなどで潰す。ほうれん草は粗みじん切りにする。
2. ①のボウルに納豆，ほうれん草，小麦粉，塩を加えよく混ぜる。
3. フライパンにサラダ油を入れて熱し，②を直径3cmくらいの円形に並べる。途中，上下を返しながら焼く。

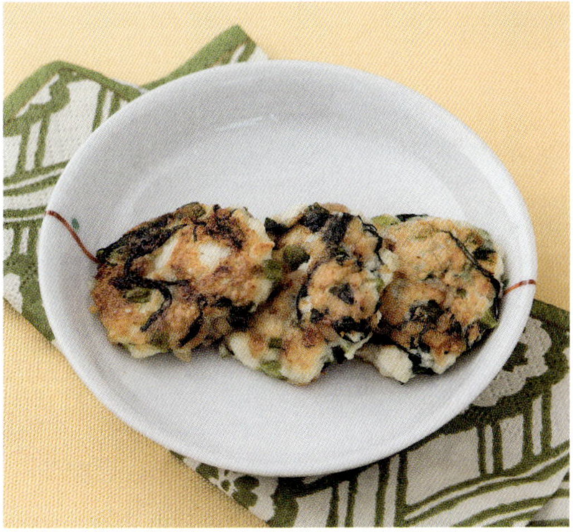

便秘時のメニュー

《レシピ No.29》

ヨーグルトとオリーブオイルのポテトサラダ

エネルギー	167kcal
たんぱく質	3.1g
塩分	0g

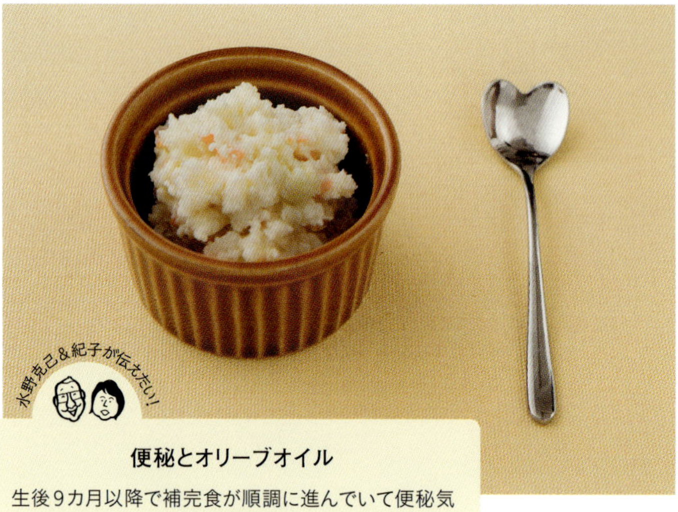

材料

じゃがいも……1個
にんじん……1㎝
プレーンヨーグルト……大さじ1
オリーブオイル……小さじ1

つくり方

1. じゃがいもは皮をむいて2㎝角に，にんじんは5㎜角に切る。
2. 小鍋に①のじゃがいも，にんじん，水をひたひたに入れて火にかけ，じゃがいもに火が通るまで煮る（7分程度）。火が通ったら水けをきり，マッシャーやフォークなどでじゃがいもを潰し，ヨーグルト，オリーブオイルを加え混ぜる。

水野克己＆紀子が伝えたい！

便秘とオリーブオイル

生後9カ月以降で補完食が順調に進んでいて便秘気味の赤ちゃんには，便秘の解決策としてオリーブオイルを少量使ってみるのもよいでしょう。使いすぎは赤ちゃんの胃腸に負担がかかるので気をつけましょう。

《レシピ No.30》

のりとすりおろしれんこんのおかゆ

エネルギー	42kcal
たんぱく質	1.0g
塩分	0g

材料

のり……4㎝角
れんこんすりおろし……大さじ2
五分がゆ……60g

つくり方

1. 小鍋に五分がゆ，れんこんのすりおろし，ちぎったのりを加え，軽くひと煮立ちさせる。

アレンジ

うどんに混ぜても。

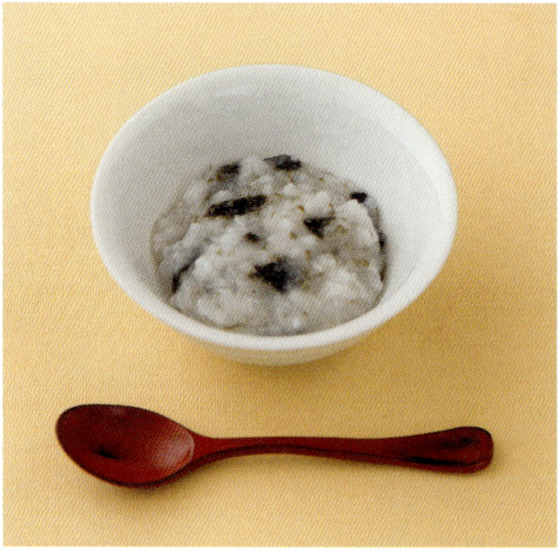

水野克己＆紀子が伝えたい！

2種類の食物繊維

食物繊維は2種類に分けられます。便の性状に合わせて取り入れましょう。

- 水溶性食物繊維（便を軟らかくする）：果物，種子，海藻など
- 不溶性食物繊維（腸を刺激する）：野菜，芋類，豆類，きのこなど

下痢時のメニュー

《レシピ No.31》

りんご入りパンがゆ

エネルギー……88kcal
たんぱく質……3.1g
塩分……0g

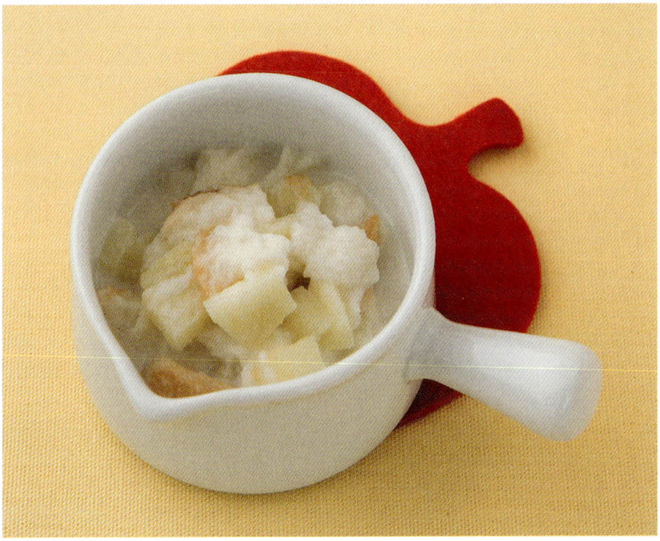

材料

りんご……20g
パン……20g
牛乳（粉ミルク または 母乳でも）……大さじ2

つくり方

1. りんごは皮をむいて薄切りにする。
2. 小鍋にりんご，ひたひたにかぶるくらいの水を入れて火にかける。りんごが軟らかくなったら，牛乳，ちぎったパンを加え，ひと煮立ちさせる。

アレンジ

パンの代わりに米のおかゆにしても。

《レシピ No.32》

じゃがいもとかぶとにんじんの味噌煮込みとろりうどん

エネルギー……191kcal
たんぱく質……5.2g
塩分……1g

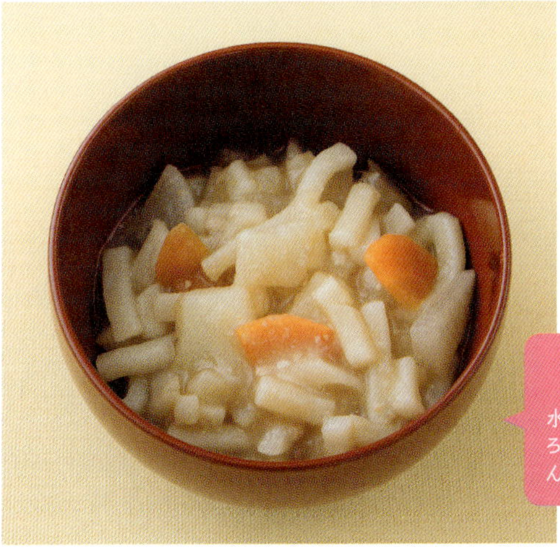

材料

じゃがいも……1/4個
かぶ……1/4個
にんじん……1cm
茹でうどん……1/2玉
味噌……小さじ1
だし……200cc
水溶き片栗粉……少々

point!

水溶き片栗粉を加えてとろみをつけると，汁がからんで食べやすくなります。

つくり方

1. じゃがいも，かぶ，にんじんを皮をむいて薄いいちょう切りにする。うどんは食べやすい大きさに切る。
2. 鍋にだし，味噌，野菜を入れて火にかける。野菜が軟らかくなったらうどんを加えてひと煮たちさせ，水溶き片栗粉を加えてとろみをつける。

《レシピ No.33》

白身魚とにんじんとブロッコリーのおかゆ

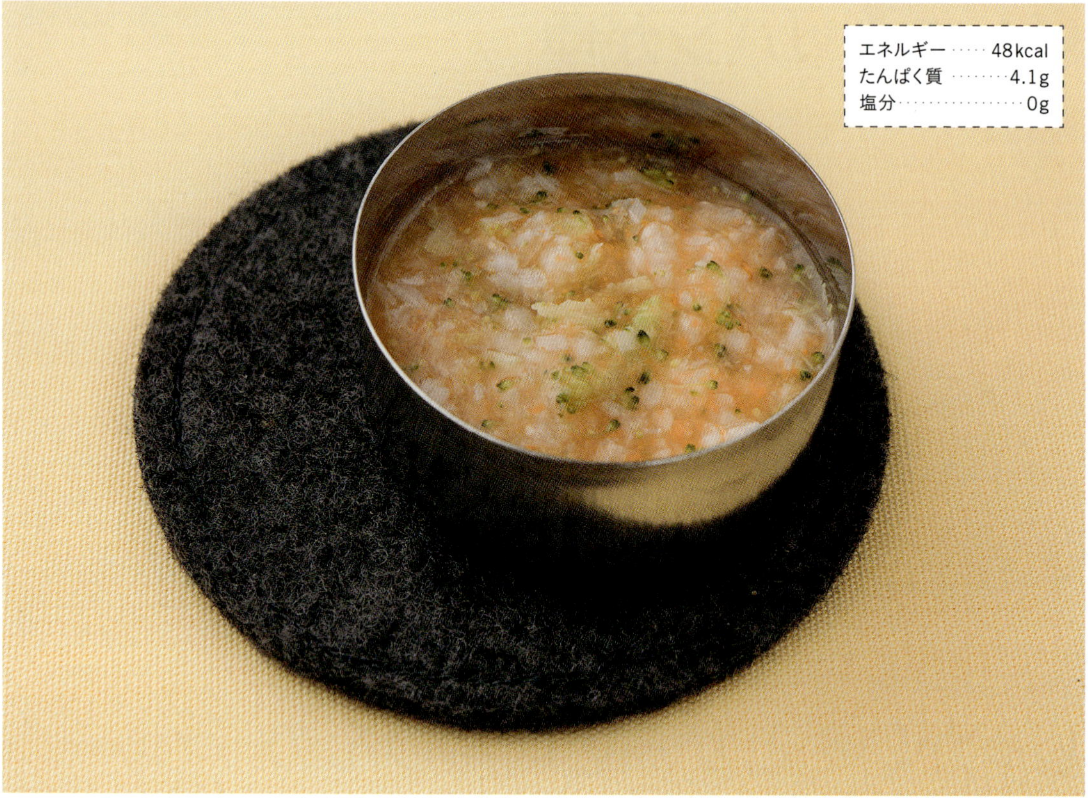

エネルギー	48kcal
たんぱく質	4.1g
塩分	0g

材料

白身魚……15g
にんじん……10g
ブロッコリー……1房
水……100cc
五分がゆ……70g

アレンジ

五分がゆの代わりに野菜と一緒にうどんを加えて煮ても。

つくり方

1. 白身魚は1cmほどに切り，にんじんは千切りにする。ブロッコリーは粗く刻む。
2. 鍋に①と水を入れて火にかけ，野菜が軟らかくなるまで煮る。五分がゆを加え混ぜる。

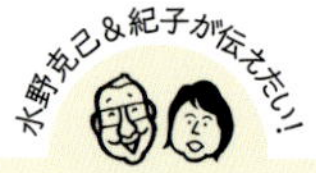

赤ちゃんに下痢の症状が現れたら

下痢のときは，補完食のメニューを一段階軟らかいメニューに戻してみましょう。食物繊維の少ない野菜・脂肪や油分の少ないたんぱく質（白身魚，豆腐，鶏のささみなど）などは消化しやすい食材です。りんごやにんじんはペクチンの働きで整腸作用があります。じゃがいもは，胃粘膜を刺激する食物繊維が少なく，便を固めてくれる作用があります。じゃがいものビタミンCは熱に強いという特徴があります。うどんもおかゆに比べ，たんぱく質が多くエネルギーを摂取しやすいためおすすめです。柑橘系の果汁や糖分の多い飲み物は下痢を誘発しやすいので避けたほうがよいでしょう。

MEMO

MEMO

《制作スタッフ》
カバー・表紙デザイン　mio
本文デザイン・DTP　mio
イラスト　渡辺千春
写真　中本浩平
料理アシスタント　磯野えり子

あんしん ナットク 楽しく食べる
お母さんと赤ちゃんの食事

定価（本体価格 1,600 円＋税）

2018 年 3 月 1 日　第 1 版第 1 刷発行

編　集　水野克己，水野紀子
発行者　佐藤　枢
発行所　株式会社　へるす出版
〒 164-0001　東京都中野区中野 2-2-3
電話　(03) 3384-8035（販売）　(03) 3384-8155（編集）
振替　00180-7-175971
http://www.herusu-shuppan.co.jp
印刷所　広研印刷株式会社

ISBN 978-4-89269-941-2